HEINRICH HEINE
UNIVERSITÄT DÜSSELDORF

Kindgerechte, niedrigdosierte Zubereitungen mit Enalaprilmaleat

Inaugural-Dissertation

zur Erlangung des Doktorgrades
der Mathematisch-Naturwissenschaftlichen Fakultät
der Heinrich-Heine-Universität Düsseldorf

vorgelegt von

Martin Franz Karl Hermes

aus Scherzingen (CH)

Düsseldorf

2012

Bibliografische Information der Deutschen Nationalbibliothek
Die Deutsche Nationalbibliothek verzeichnet diese Publikation in der Deutschen Nationalbibliografie; detaillierte bibliografische Daten sind im Internet über http://dnb.d-nb.de abrufbar.
1. Aufl. - Göttingen : Cuvillier, 2012
Zugl.: Düsseldorf, Univ., Diss., 2012

978-3-95404-216-6

aus dem Institut für Pharmazeutische Technologie und Biopharmazie
der Heinrich-Heine-Universität Düsseldorf

Gedruckt mit der Genehmigung der
Mathematisch-Naturwissenschaftlichen Fakultät der
Heinrich-Heine-Universität Düsseldorf

Referent: Prof. Dr. Jörg Breitkreutz

Koreferent: Prof. Dr. Peter Kleinebudde

Tag der mündlichen Prüfung: 6. Juli 2012

Nonnenstieg 8, 37075 Göttingen
Telefon: 0551-54724-0
Telefax: 0551-54724-21
www.cuvillier.de

1. Auflage, 2012
Gedruckt auf säurefreiem Papier

978-3-95404-216-6

Inhaltsverzeichnis

Abkürzungsverzeichnis

ACE	Angiotensin-Conversions-Enzym
ATC	Anatomisch-Therapeutisch-Chemisches Klassifikationssystem
AV	Acceptance Value
CHMP	Committee on Human Medicinal Products
CRS	Chemical Reference Substance
DKP	Diketopiperazin-Derivat
EDQM	European Directorate for the Quality of Medicines and Health Care
EM	Enalaprilmaleat
EMA	European Medicine Agency
ET	Enalaprilat
EU	Europäische Union
FAM	Fertigarzneimittel
FDA	Food and Drug Administration
HCT	Hydrochlorothiazid
HPLC	Hochleistungsflüssigchromatographie
ICH	International Conference on Harmonisation
Inj. Lsg.	Injektionslösung
KG	Körpergewicht
LED	Light-Emitting Diode
LC-MS	Liquid Chromatography–Mass Spectrometry
MgS	Magnesiumstearat
MW	Mittelwert
NaSF	Natriumstearylfumarat
NIR-CI	Near Infrared-Chemical Imaging
ODMT	Orodispersible Mini-Tablette
ODT	Orodispersible Tablette
p. a.	pro analysis
PDCO	Paediatric Committee
Ph. Eur.	Pharmacopoea Europaea
PIP	Paediatric Investigation Plan
PK	Pharmakokinetik
PUMA	Paediatric Use Marketing Authorisation
Q^2	Maß für die Vorhersagekraft eines statistischen Modells

R^2	Bestimmtheitsmaß
REM	Rasterelektronenmikroskop
rF	relative Feuchte
RT	Raumtemperatur
σ	Bruchfestigkeit
s	Standardabweichung
s_{rel}	relative Standardabweichung
Tab.	Tablette
UAW	Unerwünschte Arzneimittelwirkung
USP	United States Pharmacopeia
WHO	World Health Organization

1. Einleitung

1.1. Off-label und unlicensed use

Im Jahr 2009 waren von 500 Mio. Einwohnern der 27 EU-Staaten 15,6% (78 Mio.) 14 Jahre oder jünger (Eurostat, 2011). Ungefähr ein Drittel hiervon (26 Mio.) ist jünger als 5 Jahre - eine Zahl, vergleichbar mit der Gesamtbevölkerung Belgiens und der Niederlande. Doch sofern eine Krankheit keine ausgeprägte Prävalenz in Kindern und Jugendlichen zeigt, werden indizierte Arzneistoffe aus mehreren Gründen oft nicht für Kinder zugelassen (Nahata und Allen Jr, 2008). Zum einen sind für die Erschließung eines relativ kleinen Absatzmarktes hohe Investitionen nötig, zum anderen stellen klinische Studien mit Kindern besondere Ansprüche hinsichtlich regulatorischer Vorgaben und juristischer Haftung (Nahata und Allen Jr, 2008). Zwar erlaubt das deutsche Arzneimittelgesetz seit 2004 Studien mit Kindern auch ohne gesicherten Individualnutzen, doch bleibt es schwierig, ausreichende Patientenzahlen in allen pädiatrischen Altersgruppen zu erreichen.

In der Konsequenz fehlen speziell bei der Therapie schwerer Erkrankungen im Kindesalter kindgerechte Arzneimittel. Medikamente werden daher außerhalb ihrer zugelassenen Bestimmung (*off-label use*), in veränderter Darreichungsform oder als Rezepturarzneimittel im Rahmen eines Therapieversuchs (*unlicensed use*) eingesetzt (Tabelle 1).

Tabelle 1: Definition *des unlicensed-* und *off-label use* nach Hermes *et al.* (2010) und Conroy *et al.* (1999)

unlicensed use Veränderung eines Arzneimittels oder Herstellung eines Rezepturarzneimittels	***off-label use*** Anwendung eines zugelassenen Arzneimittels, die nicht durch die Zulassung abgedeckt ist
▪ Abgabe in anderer Darreichungsform ▪ Herstellung eines Rezepturarzneimittels aus einem Fertigarzneimittel ▪ klinische Prüfpräparate vor der Zulassung ▪ Gabe von Arzneizubereitungen aus Chemikalien / Arzneistoffen im Rahmen eines Therapieversuchs	▪ abweichende Dosierung (höhere Dosen, kürzere Dosierintervalle) ▪ Gabe an Patientengruppen, für die das Präparat nicht zugelassen ist ▪ Gabe trotz ausdrücklicher Kontraindikation ▪ Gabe auf alternativem Applikationsweg

Die Problematik wurde Ende der 60er Jahre in den USA thematisiert und der Begriff der „therapeutischen Waisen" (*therapeutic orphans*) geprägt (Shirkey, 1968). Wie verbreitet diese Praxis in Europa ist, zeigte eine Studie in fünf europäischen Krankenhäusern (Conroy *et al.*, 2000). Ihr zufolge erhielten 67% der Patienten auf pädiatrischen Stationen mindestens ein Medikament außerhalb der zugelassenen Bestimmung. Andere, zur gleichen Zeit durchgeführte Studien in Großbritannien und Israel ermittelten 36 bzw. 42% (Turner *et al.*, 1998; Gavrilov *et al.*, 2000). Von niedergelassenen Pädiatern in Frankreich erhielten 56 bzw. 42% der Patienten mindestens ein Medikament außerhalb der Zulassung verordnet (Chalumeau *et al.*, 2000; Horen *et al.*, 2002). Aktuellere Studien lassen den Schluss zu, dass sich an der Situation nicht viel geändert hat. Sie stellten in Deutschland, Finnland und Schweden mit 61, 76 und 67% ein vergleichbares Ausmaß fest (Hsien *et al.*, 2008; Lindell-Osuagwu *et al.*, 2009; Olsson *et al.*, 2011).

Studien aus der stationären wie ambulanten Pädiatrie zeigten ein signifikant erhöhtes Risiko für das Auftreten unerwünschter Arzneimittelwirkungen (UAW) bei Kindern, wenn sie mit Medikamenten außerhalb der Zulassung behandelt werden (Turner *et al.*, 1998; Horen *et al.*, 2002). Einer dänischen Studie zufolge waren 17% der berichteten UAW mit *off-label use* assoziiert, bei Herz-Kreislauf-Medikamenten sogar 42% (Aagaard und Hansen, 2011). In ihrem Review fanden Mason *et al.* (2011) allerdings einen eindeutigen Zusammenhang nicht bestätigt.

1.2. EU-Verordnung 1901/2006

Mit der im Januar 2007 in Kraft getretenen EU Verordnung 1901/2006 reagierte die Europäische Kommission auf die aufgezeigten Missstände in der Arzneimittelversorgung von Kindern (EU, 2006). Ihr Ziel ist es, die Verfügbarkeit von Arzneimitteln sowie die Qualität von für Kinder zugelassenen Medikamenten zu steigern. Für neue Arzneistoffe soll dies durch Auflagen bei der Zulassung erreicht werden. Daneben sollen finanzielle Anreize die pharmazeutischen Unternehmen bewegen, für bereits zugelassene Wirkstoffe geeignete Darreichungsformen anzubieten oder neue klinische Studien durchzuführen.

Die Verordnung gliedert sich in drei wesentliche Bausteine:

<u>Neue Wirkstoffe (Artikel 7):</u>

Im Rahmen des Zulassungsverfahrens für ein Produkt mit neuem Wirkstoff muss ein pädiatrisches Prüfkonzept (*paediatric investigation plan* – PIP) vom Antragsteller ausgearbeitet werden. Es soll sicherstellen, dass für das neue Medikament ausreichend Daten zur Anwendung bei Kindern erhoben wurden und eine kindgerechte Darreichungsform entwickelt wurde. Der

Antragsteller kann in begründeten Fällen auf die Untersuchung in bestimmten oder allen Altersgruppen verzichten (*waiver*), oder diese auf einen Zeitpunkt nach Markteinführung verschieben (*deferral*). Anlass können Sicherheitsbedenken, aber auch fehlender Nutzen für die Pädiatrie sein. Über den PIP entscheidet der Pädiatrieausschuss (*paediatric committee* – PDCO) der zuständigen EU-Behörde (*European Medicines Agency* – EMA).

Dieses Element soll langfristig die Qualität der Arzneimittelversorgung für Kinder verbessern.

Bereits auf dem Markt befindliche, noch unter Patentschutz stehende Arzneimittel (Artikel 8):

Um auch für bereits zugelassene Arzneimittel Verbesserungen zu erzielen, wurde ein Anreiz in Form einer sechsmonatigen, bei bedeutendem klinischen Nutzen einjährigen Verlängerung der Marktexklusivität (*supplementary protection certificate* – SPC) geschaffen. Sie wird vom nationalen Patentamt erteilt, sollte der Antragsteller durch zusätzliche Studiendaten eine Ausweitung der Indikation auf pädiatrische Patienten erlangen oder eine kindgerechte Darreichungsform entwickeln. Im Falle einer Anerkennung als Medikament zur Behandlung seltener Leiden (*orphan drug*) kann der Patentschutz um 24 Monate verlängert werden.

Nicht mehr patentgeschützte Wirkstoffe (Artikel 30):

Über ein pädiatrisches Prüfkonzept kann ein pharmazeutisches Unternehmen eine Genehmigung zur pädiatrischen Verwendung (*paediatric use marketing authorisation* – PUMA) beantragen. Es muss hierfür, z.B. durch neue Studien, Qualität, Wirksamkeit und Unbedenklichkeit bei Kindern nachgewiesen haben. Auf diese Daten erhält das Unternehmen einen zehnjährigen Verwendungsschutz; bezugnehmende Zulassungen von Mitbewerbern sind nicht möglich. Da in diesem Zeitraum die Daten von jedem Mitbewerber neu erhoben werden müssten – verbunden mit erheblichem finanziellen Aufwand – ergibt sich aus dem Verwendungsschutz eine Marktexklusivität.

1.3. Subgruppen der pädiatrischen Population: Begriffsdefinition und Abgrenzungen

Die EU-Verordnung fasst unter dem Begriff der „pädiatrischen Population“ den Teil der Bevölkerung zwischen Geburt und einem Alter von 18 Jahren zusammen und differenziert ebenso wenig wie der übliche Begriff „Kinder“ zwischen unterschiedlichen Entwicklungsstufen. Daher ist eine Einteilung in Subgruppen sinnvoll. Die EMA adaptierte die Differenzierung der *International Conference on Harmonisation* (ICH) in fünf Altersgruppen, wobei die Gruppen „Säuglinge/Kleinkinder“ (28 Tage bis 23 Monate) sowie „Kinder“ (2 bis 11 Jahre) große Entwicklungsschritte umfassen (ICH, 2001; EMA, 2001). Eine zusätzliche Differenzierung in

„Vorschulkinder" (2 bis 5 Jahre) und „Schulkinder" (6 bis 11 Jahre) ist daher sinnvoll. Die ZAK® Datenbank ergänzt diese Einteilung um eine Zuordnung nach Körpergewicht und grenzt die Begriffe „Säugling" und „Kleinkind" voneinander ab (HEXAL-Initiative Kinderarzneimittel, 2012). Hierauf basiert eine Einteilung in sieben Altersgruppen (Tabelle 2). Sofern nicht anders erwähnt, erfolgt die Bezeichnung bestimmter Altersgruppen in dieser Arbeit gemäß Tabelle 2.

Tabelle 2: Zuordnung pädiatrischer Subgruppen und Korrelation von Alter und Körpergewicht; modifiziert nach ZAK® Datenbank

Körpergewicht [kg]	Alter	Bezeichnung der Altersgruppe
		Frühgeborene
	0 bis 27 Tage	Neugeborene
5 bis 9	28 Tage bis 11 Monate	Säuglinge
10 bis 15	12 bis 23 Monate	Kleinkinder
16 bis 20	2 bis 5 Jahre	Vorschulkinder
20 bis 39	6 bis 11 Jahre	Schulkinder
ab 40	ab 12 Jahre	Jugendliche

1.4. Altersgerechte Darreichungsformen

Die schnelle körperliche Entwicklung in den ersten Lebensmonaten und Jahren erfordert eine regelmäßige, individuelle Anpassung der Medikation. Daraus resultieren Ansprüche an die Darreichungsform und Dosierbarkeit, aber auch an die Zusammensetzung eines Arzneimittels. Gleichzeitig müssen Applikationsweg und Arzneiform eine ausreichende Bioverfügbarkeit gewährleisten, ohne die Lebensqualität über das notwendige Maß hinaus einzuschränken. Parenteralia wie Injektionslösungen sind für die Akuttherapie geeignet; für die langfristige Therapie werden Oralia bevorzugt (Nunn und Williams, 2005). Nach Ansicht der EMA sind bei peroraler Applikation flüssige Darreichungsformen bis zu einem Alter von 6 Jahren den festen vorzuziehen (EMA, 2009). Das Volumen einer Einzeldosis sollte für Kinder bis 5 Jahre maximal 5 ml, für ältere Kinder maximal 10 ml betragen. Als Dosierhilfen kommen Tropfendosierer, Messlöffel, Messbecher oder Dosierspritzen (Messpipetten) in Betracht. Dosierangaben und Skalierung der Dosierhilfen stimmen allerdings häufig nicht überein (Yin *et al.*, 2010). Die Dosierungsgenauigkeit bei Verwendung einer Dosierspritze ist der eines Messlöffels oder Bechers überlegen und macht sie somit zur Applikationshilfe der Wahl (Grießmann *et al.*, 2007; Walsh *et al.*, 2011). Wichtig sind konsistente Angaben zur Dosierung in Patienteninformation und auf der Dosierhilfe.

Bei flüssigen Zubereitungen für Erwachsene kann auf Hilfsstoffe zurückgegriffen werden, deren Einsatz bei Säuglingen und Kleinkindern aufgrund der Toxizität vermieden werden sollte, z.B. Propylenglykol oder Ethanol. Andere Substanzen werden zwar häufiger in der Pädiatrie eingesetzt, sind aber z.T. umstritten. So werden für Parabene, neben dem bekannten allergenen Potential, eine östrogenähnliche, möglicherweise reproduktionstoxische Wirkung sowie eine Beteiligung an der Krebsentstehung diskutiert (Vo *et al.*, 2010; Harvey und Everett, 2012). Bei der peroralen Applikation hat - besonders bei Kindern - der Geschmack erheblichen Einfluss auf die Akzeptanz des Arzneimittels (Matsui, 2007). Unangenehm schmeckenden Zubereitungen werden daher häufig Aromen, Süßstoffe oder geschmacksmaskierende Substanzen zugesetzt. Da Hilfsstoffe nicht den gleichen toxikologischen Sicherheitsanforderungen wie Arzneistoffe unterliegen, können diese Bestandteile, zumal bei Kindern, eine kritische Rolle spielen (Pawar und Kumar, 2002). Derzeit baut die *European Paediatric Formulation Initiative* (EuPFI) eine europäische Datenbank auf, die Informationen zu ausgewählten, in der Pädiatrie eingesetzten Hilfsstoffen sammelt (European Paediatric Formulation Initiative, 2012). Ziel ist es, für die wichtigsten Hilfsstoffe ein verlässliches Sicherheitsprofil für das Kindesalter zur Verfügung zu stellen, um Intoxikationen und klinische Doppeluntersuchungen zu vermeiden.

1.5. Rezepturarzneimittelanalyse (2006)

Der Klinikbedarf an kindgerechten Zubereitungen in Deutschland wurde von Barnscheid (2007) in einer umfangreichen Studie im Jahr 2006 erhoben. 4800 Rezepturarzneimittelverordnungen für pädiatrische Patienten aus 40 deutschen Krankenhäusern wurden in anonymisierter Form gesammelt und ausgewertet. Die Auswertung, sortiert nach Wirkstoffen, erfolgte sowohl nach Zahl der verordneten Einzeldosen als auch nach Verbreitungshäufigkeit in den teilnehmenden Krankenhäusern. 19 Wirkstoffe mit kardiovaskulärer Indikation wurden in einer detaillierten Darstellung, unterteilt in fünf Stoffgruppen, betrachtet. Es konnten diejenigen Wirkstoffe identifiziert werden, die häufig in der Pädiatrie zum Einsatz kommen, jedoch nicht in geeigneter Darreichungsform zur Verfügung stehen. Demnach bestand der größte Bedarf bei den Diuretika Hydrochlorothiazid und Spironolacton, für die im Rahmen zweier Dissertationen kindgerechte Darreichungsformen erarbeitet wurden (Barnscheid, 2007; Stoltenberg, 2012). Neben den Diuretika wurden ACE-Hemmer und AT1-Antagonisten, Betablocker, gefäßwirksame Antihypertensiva und Antiarrhythmika in unterschiedlichen Dosisstärken und Darreichungsformen registriert.

2. Ziele der Arbeit

Ziel der vorliegenden Arbeit war die Entwicklung einer kindgerechten Zubereitung für einen in der Pädiatrie dringend benötigten, bisher nicht als kindgerechtes Arzneimittel verfügbaren Wirkstoff.

Auf Basis der 2006 erhobenen Daten zur Rezepturarzneimittelverordnung sollte zunächst geklärt werden, wie sich die EU-Verordnung seit 2007 auf die Verfügbarkeit kindgerechter Arzneimittel ausgewirkt hat und in welchem Indikationsgebiet aktuell ein Mangel an altersgerechten Arzneimitteln für Kinder besteht.

Für einen aus diesem Indikationsgebiet zu wählenden Wirkstoff sollte eine Zubereitung entwickelt werden, die für möglichst viele pädiatrische Altersgruppen geeignet ist und eine kindgerechte, sichere Arzneimitteltherapie ermöglicht. Ihre Charakterisierung sollte daher mit besonderem Hinblick auf die chemische Wirkstoffstabilität, die individuelle, genaue Dosierbarkeit und der Anwendungssicherheit erfolgen.

Neben den von der EMA bevorzugten flüssigen Arzneizubereitungen sollte auch die neu etablierte Plattformtechnologie der orodispersiblen Mini-Tablette in die Untersuchung miteinbezogen werden. Dabei galt es zu prüfen, ob sich diese innovative Darreichungsform zur bedarfsgerechten Applikation von Einzeldosen mit niedrigem Arzneistoffgehalt eignet.

2. Ziele der Arbeit

3. Ergebnisse und Diskussion

3.1. Therapiefelder mit dringendem Handlungsbedarf

3.1.1. Einleitung

Im Dezember 2006 veröffentlichte die EMA erstmals eine Liste nicht mehr patentgeschützter Arzneistoffe (*Priority list of off-patent medicinal products for paediatric studies*), für die dringend Daten über Wirksamkeit und Unbedenklichkeit bei Kindern sowie kindgerechte Darreichungsformen benötigt werden. Diese Liste wurde wiederholt überarbeitet und zuletzt am 13.01.2012 publiziert (EMA, 2012b). Die Prioritätenliste gliedert sich nach Therapiefeldern und benennt für jeden Arzneistoff stichwortartig Bereiche dringenden Handlungsbedarfs. Eine kindgerechte Darreichungsform wird generell für alle Arzneistoffe der Liste gewünscht, auch wenn dies nicht explizit bei jedem Wirkstoff aufgeführt ist. Die Europäische Kommission fördert über das 7. Forschungsrahmenprogramm klinische Studien mit den gelisteten Arzneistoffen mit bis zu 6 Mio. Euro pro Projekt.

In der Rezepturarzneimittelanalyse wurde 2006 für zahlreiche Wirkstoffe das Fehlen kindgerechter Darreichungsformen aufgezeigt (Barnscheid, 2007). Auf Basis dieser Daten konnte fünf Jahre nach Inkrafttreten der EU-Verordnung überprüft werden, ob und für welche dieser Wirkstoffe nach wie vor ein dringender Bedarf an kindgerechten Darreichungsformen besteht.

3.1.2. Auswirkung der EU-Verordnung auf Wirkstoffe aus der Rezepturarzneimittelanalyse 2006

Zunächst wurden die jeweils zehn nach Verbreitung sowie nach Zahl der Einzeldosen in der Rezepturarzneimittelanalyse 2006 am häufigsten verordneten Wirkstoffe zusammengefasst (Tabelle 3). Für diese Arzneistoffe wurde recherchiert, ab welchem Alter sie in Deutschland zugelassen, und in welchen Darreichungsformen sie verfügbar sind (Methode 6.6). Ein Abgleich mit der Prioritätenliste der EMA sollte zeigen, ob auf europäischer Ebene der Bedarf ebenfalls besteht. Anhand bislang veröffentlichter PIP-Anträge ließ sich die zukünftige Entwicklung bei den dringend benötigten Arzneistoffen abschätzen. Diese Untersuchung wurde erstmalig im Jahr 2009 durchgeführt (Hermes *et al.*, 2010) und für die vorliegende Arbeit erneut aktualisiert. Die Resultate beider Abgleiche mit Prioritätenliste und PIP-Entscheidungen sind separat dargestellt, um zwischenzeitliche Entwicklungen nachzuvollziehen.

Elf der 13 Wirkstoffe aus Tabelle 3 waren in Deutschland für Kinder ab einem bestimmten Alter zugelassen. Im Rahmen der intensivmedizinischen Versorgung war die Darreichungsform der meisten Arzneistoffe zur parenteralen Anwendung vorgesehen und wurde als altersgerecht bewertet. Für Stoffe wie Spironolacton oder Captopril, die auch in der langfristigen, evtl. ambulanten Therapie angewendet werden, fehlten kindgerechte Darreichungsformen.

Tabelle 3: Nach Verbreitung und Einzeldosen am häufigsten verordnete Arzneistoffe (modifiziert nach Hermes et al, 2010)

Arzneistoff	in D zugelassen ab	Darreichungsform	2009		2012		Bedarf nach *priority list*
			auf *priority list*	PIP	auf *priority list*	PIP	
Spironolacton	1 Jahr	Tab.	ja	nein	ja	nein	Daten zu PK, Wirksamkeit und Sicherheit. Altersgerechte Zubereitung.
Hydrochlorothiazid	Erwachsene	Tab.	nein	nein	nein	nein	
Coffein	Frühgeborene	Inj. Lsg.	nein	nein	nein	nein	
Chloralhydrat	Erwachsene	Weichgelatinekapseln	nein	nein	nein	nein	
Theophyllin	Frühgeborene	Inj. Lsg.	nein	nein	nein	nein	
Phenobarbital	1 Monat	Inj. Lsg.	nein	nein	nein	nein	
Midazolam	Neugeborene	Inj. Lsg.	nein	ja	nein	PUMA	
Captopril	Neugeborene	Tab.	ja	nein	nein	nein	Daten zu PK, Wirksamkeit und Sicherheit. Altersgerechte Zubereitung.
Acetylsalicylsäure	1 Jahr	Inj. Lsg., Tab.	nein	nein	nein	nein	
Propafenon	1 Monat	Tab.	nein	nein	nein	nein	
Calciumgluconat	Neugeborene	Inj. Lsg.	nein	nein	nein	nein	
Colistin	6 Jahre (Vernebler)	Vernebler	nein	ja (Pulver-inhalator, Kinder ab 6 J)	nein	ja (Pulver-inhalator, Kinder ab 6 J)	
	1 Monat (Lsg.p.o.)	Lösung z. Einnehmen					
Hydrocortison	1 Monat	Creme, Tab., Inj. Lsg.	ja	nein	nein	nein	Altersgerechte, orale Zubereitung; Altersgruppe 0-2 Jahre.

Zulassung für Kinder; altersgerechte Darreichungsform; Förderung durch EU möglich
bedingt geeignete Darreichungsform; Bedarf nur z.T. durch PIP abgedeckt
keine Zulassung für Kinder; Darreichungsform nicht altersgerecht

Fünf Jahre nach Inkrafttreten der Verordnung lagen für zwei Stoffe PIPs vor, die zumindest eine pädiatrische Altersgruppe in Zulassungsstudien einbeziehen. Der PIP zu Midazolam führte 2011 zur ersten PUMA Zulassung in der EU (Buccolam®). Buccolam® ist als Lösung zur Anwendung in der Mundhöhle zur Behandlung von Krampfanfällen bei Patienten von 3 Monaten bis 18 Jahren zugelassen. Die Lösung wird aus einer vorgefüllten Applikationsspritze in den Zwischenraum zwischen Zahnfleisch und Wange eingebracht (ViroPharma, September 2011).

Colistin ist in Deutschland in zwei Darreichungsformen verfügbar und für Kinder zugelassen: Als Pulver zur Herstellung einer Lösung zur Darmdekontamination, anwendbar bei Säuglingen ab 1 Monat, sowie als Pulver zur Herstellung einer Lösung zur Verneblung, zugelassen für die Behandlung von Lungeninfektionen bei Kindern ab 6 Jahren.
Der für die Zulassung eines Pulverinhalators eingereichte und vom PDCO genehmigte PIP stellte den Antragsteller von der Untersuchung bei Kindern unter 6 Jahren frei.

Trotz häufiger Verordnung und fehlender Zulassung für Kinder wurde Hydrochlorothiazid nicht auf der Prioritätenliste der EMA geführt und fiel somit aus der Gruppe der Arzneistoffe heraus, für die eine finanzielle Förderung über das Forschungsrahmenprogramm der europäischen Kommission möglich ist. Zu zwölf Kombinationspräparaten mit Hydrochlorothiazid lagen Entscheidungen des PDCO vor; alle entbanden die pharmazeutischen Unternehmen von der klinischen Prüfung in Kindern.

Gleiches traf auf sieben Acetylsalicylsäure-Kombinationspräparate zu. Das Zulassungsverfahren für Acetylsalicylsäure als *orphan drug* zur Behandlung der Polyzythämie war noch nicht abgeschlossen.

Coffeincitrat wurde 2009 als Arzneimittel zur Behandlung seltener Krankheiten (*orphan drug*) zugelassen. Unter dem Handelsnamen Peyona® (zuvor: Nymusa®) steht es seitdem als Injektionslösung und Lösung zum Einnehmen für die Therapie der Apnoe Frühgeborener zur Verfügung.

Von allen hier aufgeführten Wirkstoffen, die auch auf der Prioritätenliste standen oder heute noch stehen, war Hydrocortison der einzige, für den nicht explizit Daten zu Pharmakokinetik, Wirksamkeit und Sicherheit gefordert wurden. Hier lag der Schwerpunkt auf der Entwicklung einer altersgerechten Darreichungsform für Kinder unter 2 Jahren. Ein PIP wurde bislang nur für ein Kombinationspräparat aus Hydrocortison und Calcipotriolhydrat zur Behandlung der Psoriasis genehmigt und sah keine Untersuchung in Kindern unter 6 Jahren vor. Zwar gibt es auch für Hydrocortison eine Zulassung als *orphan drug* zur Behandlung der Nebenniereninsuffizienz (Plenadren®), doch ist dieses Produkt nur für Erwachsene zugelassen.

Nahezu jeder dritte Wirkstoff aus Tabelle 3 hatte eine kardiovaskuläre Indikation. In diesem Therapiefeld fehlten 2006 somit besonders häufig kindgerechte Arzneimittel. Die Anwendung außerhalb der Zulassung erfolgt in diesem Indikationsgebiet häufiger (Mason *et al.*, 2011). In Europa erhalten 75 bzw. 76% (Schirm *et al.*, 2003; Bajcetic *et al.*, 2005) der pädiatrischen Patienten in der Kardiologie mindestens ein Medikament *off-label*, in den USA 78% (Pasquali *et al.*, 2008). Verglichen dazu ist der Anteil pädiatrischer Patienten, die mindestens ein Arzneimittel außerhalb der Zulassung verordnet bekommen, in der Therapie respirativer Erkrankungen oder Schmerzen mit 45% bzw. 33% relativ gering (t'Jong *et al.*, 2004; Conroy und Peden, 2001). Daher wurden die Zulassungsmerkmale der 19 Wirkstoffe zur Behandlung kardiovaskulärer Erkrankungen aus der Rezepturarzneimittelstudie 2006 (Abschnitt 1.5) recherchiert und ein Abgleich mit EMA-Prioritätenliste und publizierten PIP-Entscheidungen durchgeführt. Die Ergebnisse zeigt Tabelle 4.

Zehn der 19 Wirkstoffe mit kardiovaskulärer Indikation waren in Deutschland für Kinder zugelassen, kein einziger jedoch in einer kindgerechten Darreichungsform verfügbar. Mindestens ein Vertreter jeder Stoffgruppe fand sich auf der Prioritätenliste wieder. Für vier Wirkstoffe lag eine Entscheidung über einen PIP vor. Hinzu kamen PIPs für Ramipril als Kombinationspräparat mit Telmisartan oder in Dreifachkombination mit Simvastatin und Acetylsalicylsäure. Diese Anträge beinhalteten jedoch die Freistellung von der Untersuchung in allen pädiatrischen Altersgruppen.

Spironolacton steht auf der aktuellen Prioritätenliste; eine Entscheidung über einen PIP gibt es bislang nicht. Für Furosemid wurde 2011 ein PIP genehmigt. Er sieht die Entwicklung einer orodispersiblen Tablette für Kinder ab 6 Jahren vor. Von der Untersuchung in jüngeren Kindern wurde der Antragsteller freigestellt.

Captopril ist in Deutschland für Neugeborene zugelassen, jedoch auf dem deutschen Markt nicht in einer altersgerechten Darreichungsform verfügbar. Ebenso wie Ramipril steht es 2012 nicht mehr auf der Prioritätenliste. Enalapril ist in Deutschland für Kinder ab 6 Jahren zugelassen, jedoch nur als Injektionslösung (Enalaprilat) oder Tablette (Enalaprilmaleat) verfügbar. Es ist der einzige verbleibende ACE-Hemmer auf der Prioritätenliste; Entscheidungen zu einem PIP mit diesem Wirkstoff sind nicht veröffentlicht. Da Irbesartan noch unter Patentschutz steht und somit unter Artikel 8 der EU-Verordnung fällt, kann es nicht auf der Prioritätenliste für Substanzen nach Artikel 30 stehen. Bislang gibt es noch keine Entscheidung über einen PIP mit Irbesartan.

Tabelle 4: Wirkstoffe mit kardiovaskulärer Indikation

	Arzneistoff	in D zugelassen ab	Darreichungsform	2010 auf *priority list*	2010 PIP	2012 auf *priority list*	2012 PIP	Bedarf nach *priority list*
Diuretika	Spironolacton	1 Jahr	Tab.	ja	nein	ja	nein	Daten zu PK, Wirksamkeit und Sicherheit. Altersgerechte Zubereitung.
	Hydrochlorothiazid	Erwachsene	Tab.	nein	nein	nein	nein	
	Furosemid	Neugeborene	Inj. Lsg., Tab.	nein	nein	nein	ja	
ACE-Hemmer / AT1-Antagonisten	Captopril	Neugeborene	Tab.	ja	nein	nein	nein	Daten zu PK, Wirksamkeit und Sicherheit. Altersgerechte Zubereitung.
	Enalapril	6 Jahre	Tab.	ja	nein	ja	nein	Daten zu PK, Wirksamkeit und Sicherheit. Altersgerechte Zubereitung.
	Ramipril	Erwachsene	Tab.	ja	nein	nein	nein	Daten zu PK, Wirksamkeit und Sicherheit. Altersgerechte Zubereitung.
	Irbesartan	Erwachsene	Tab.	nein	nein	nein	nein	
gefäßwirksame Antihypertensiva	Clonidin	Erwachsene	Tab., Inj. Lsg.	ja	nein	ja	nein	Daten zu PK, Wirksamkeit und Sicherheit. Altersgerechte Zubereitung.
	Sildenafil	1 Jahr	Tab., Suspension n. Zubereitung	nein	nein	nein	ja	
	Diazoxid	1 Jahr	Kapseln	nein	nein	nein	nein	
	Bosentan	2 Jahre	Tab.	nein	nein	nein	ja	
β-Blocker	Propranolol	1 Jahr	Tab., Kapseln., Inj. Lsg.	ja	ja	ja	ja	Daten zu PK, Wirksamkeit und Sicherheit.
	Sotalol	Erwachsene	Tab., Inj. Lsg.	nein	nein	nein	nein	
	Metoprolol	6 Jahre	Tab., Inj. Lsg.	nein	nein	ja	nein	Daten zu PK, Wirksamkeit und Sicherheit.
	Carvedilol	Erwachsene	Tab.	nein	nein	nein	nein	
Antiarrhythmika	Propafenon	1 Monat	Tab.	nein	nein	nein	nein	
	Verapamil	Neugeborene	Tab., Kapseln, Inj. Lsg.	nein	nein	nein	nein	
	Amiodaron	1 Monat	Tab., Inj. Lsg.	ja	nein	ja	nein	Daten zu PK, Wirksamkeit und Langzeitsicherheit.
	Mexiletin	Erwachsene	Kapseln, Inj. Lsg.	nein	nein	nein	nein	

Zulassung für Kinder; altersgerechte Darreichungsform; Förderung durch EU möglich
bedingt geeignete Darreichungsform; Bedarf nur z.T. durch PIP abgedeckt
keine Zulassung für Kinder; Darreichungsform nicht altersgerecht

In der Stoffgruppe der gefäßwirksamen Antihypertensiva war Clonidin in der Rezepturarzneimittelstudie 2006 der am häufigsten verordnete Vertreter. Die Notwendigkeit einer kindgerechten Zubereitung wurde von der EMA erkannt, der Wirkstoff findet sich auf der

Prioritätenliste. Trotz des offenkundigen Bedarfs gibt es noch keine Entscheidung über einen PIP. Clonidin wurde 2011 als *orphan drug* anerkannt. Laut antragstellendem Unternehmen wird es jedoch nicht zur Blutdrucksenkung, sondern zur Prävention der oralen Mucositis bei Patienten mit Strahlentherapie entwickelt.

Neben der bei männlichen Erwachsenen populären Anwendung zur Behandlung der erektilen Dysfunktion wird Sildenafil zur Therapie des Lungenbluthochdrucks eingesetzt. In Deutschland ist es für Kinder ab 1 Jahr zur Behandlung der pulmonalen arteriellen Hypertonie zugelassen. Die Dosierung beträgt für Kinder bis 20 kg Körpergewicht (KG) dreimal täglich 10 mg, für Kinder schwerer 20 kg dreimal täglich 20 mg. Die zur Verfügung stehende Darreichungsform (Filmtablette) ist nicht für alle pädiatrischen Patienten geeignet. In der Fachinformation ist daher die Herstellung einer Suspension durch den Apotheker beschrieben. Aus gemörserten Tabletten soll mit den kommerziellen Suspensionsvehikeln Ora-Sweet® oder Ora-Plus® eine Suspension der Konzentration 10 mg/ml hergestellt werden. Ein PIP sieht die Untersuchung in allen pädiatrischen Altersgruppen vor. Indikation ist die Behandlung der persistierenden pulmonalen Hypertonie in Neugeborenen bis zum Alter von 1 Monat, sowie der pulmonalen arteriellen Hypertonie bei Kindern von 1 Monat bis 18 Jahren. Darreichungsform für Kinder unter 6 Jahren ist ein Pulver zur Herstellung einer Suspension zur oralen Anwendung, für Kinder ab 6 Jahren Filmtabletten. Zusätzlich steht eine Injektionslösung zur Verfügung. 2010 wurde dem pharmazeutischen Unternehmen Pfizer für Sildenafil der Status als *orphan drug* zur Behandlung des Rechtsherzversagens in Folge einer Herzuntersuchung zuerkannt.

Diazoxid gehört zu den häufig als Rezepturarzneimittel verordneten gefäßwirksamen Antihypertensiva, findet sich jedoch nicht auf der Prioritätenliste. Eine Entscheidung über einen PIP wurde nicht veröffentlicht.

Bosentan ist in Deutschland als *orphan drug* zur Behandlung der pulmonalen arteriellen Hypertonie zugelassen. Die Zulassung schließt die Anwendung bei Kindern ab 2 Jahren mit ein; die Dosierung beträgt 2 mg/kg KG. Neben einer Filmtablette steht eine Tablette zur Herstellung einer Suspension zum Einnehmen zur Verfügung, die in vier gleiche Teile à 8 mg teilbar ist. Für Bosentan wurde ein PIP genehmigt, der die klinische Prüfung in Neugeborenen bis 28 Tagen sowie Säuglingen und Kindern zwischen 3 Monaten und 12 Jahren vorsieht. Die im Prüfkonzept benannten Darreichungsformen sind Filmtablette und dispersible Tablette. Säuglinge zwischen 1 und 3 Monaten sind von der Untersuchung ausgenommen. Inzwischen ist Bosentan in weiteren Indikationen als *orphan drug* anerkannt worden. Sie sind bislang nicht Gegenstand veröffentlichter PIPs.

Propranolol ist der einzige der hier aufgeführten Betablocker, für den es einen genehmigten PIP gibt. Ziel ist jedoch nicht die Therapie kardiovaskulärer Erkrankungen, sondern die Behandlung des Hämangioms im Kindesalter. Zur Therapie der Arrhythmie darf Propranolol bei – nicht näher spezifizierten – Kindern und Jugendlichen angewendet werden (Mibe GmbH, Juni 2011). Die aktuelle Prioritätenliste ist um Metoprolol ergänzt. Metoprolol ist für Kinder ab 6 Jahren in Deutschland zur Behandlung der Hypertonie zugelassen. Die Dosis beträgt 0,95 mg/kg KG, die kleinste Einzeldosis von 11,875 mg ist durch Teilen der Tabletten an der Bruchkerbe zugänglich. Bisoprolol als Kombinationspräparat mit Amlodipin oder Acetylsalicylsäure ist der einzige Betablocker, zu dem Entscheidungen über PIPs mit kardiovaskulärer Indikation vorliegen. Sie entbinden jedoch den Antragsteller von der klinischen Prüfung bei Kindern.

Aus der Gruppe der Antiarrhythmika findet sich Amiodaron auf der Prioritätenliste. Es ist, ebenso wie Propafenon, in Deutschland bereits ab dem Säuglingsalter zugelassen. Ein PIP ist für keines der hier aufgeführten Antiarrhythmika veröffentlicht.

Somit ist 5 Jahre nach Inkrafttreten der EU-Verordnung keiner der kardiovaskulär wirksamen Arzneistoffe aus Tabelle 4, der auf der Prioritätenliste geführt wird, in der Entwicklung zum kindgerechten Arzneimittel. Bislang sind 791 Entscheidungen zu PIPs veröffentlicht. Insgesamt sind seit 2007 beim PDCO 1197 PIP-Anträge eingegangen. 888 (74%) betreffen neue Wirkstoffe nach Artikel 7, 283 (24%) bereits am Markt befindliche, patentgeschützte Wirkstoffe nach Artikel 8 und 26 (2%) nicht mehr patentgeschützte Wirkstoffe nach Artikel 30 (EMA, 2012a). Abbildung 1 stellt die eingereichten Anträge kumulativ nach Art und Anzahl dar.

Wie sich bereits an den Ergebnissen in Tabellen 3 und 4 abzeichnete, spielen etablierte, nicht mehr patentgeschützte Arzneistoffe bei den PIP-Anträgen praktisch keine Rolle. Gleichzeitig sind es genau diese Wirkstoffe, die in der Pädiatrie besonders häufig zum Einsatz kommen. Die Zahl der PIP-Anträge, die nach Artikel 30 auf eine PUMA zielen, hat sich seit Januar 2011 nicht mehr verändert. Ende 2009 lagen bereits 21 Anträge dieser Art vor, dennoch gibt es bis heute erst eine PUMA-Zulassung für ein neues, bukkal applizierbares Arzneimittel mit Midazolam (Buccolam®). Für welche Arzneistoffe eine PUMA beantragt wurde, ist erst nach Entscheidung über den PIP ersichtlich. Daher ist eine Prognose mit Bezug auf die hier aufgeführten Wirkstoffe nicht möglich. Während Verwendungsschutz und Förderungen über das Rahmenprogramm bislang also nur bei sehr wenigen Wirkstoffen die Datenlage für Kinder verbessern konnten, scheinen verpflichtende Auflagen und die Möglichkeit einer Verlängerung der Marktexklusivität deutlich effektivere Anreize zu sein. Von den in diesem Kapitel beschriebenen Wirkstoffen standen zum Zeitpunkt der Datenerhebung noch drei – Bosentan, Irbesartan und Sildenafil –

unter Patentschutz. Dieser ist für Irbesartan im März 2012 abgelaufen, bei Sildenafil endet er 2013, bei Bosentan 2015. Für die beiden letztgenannten Wirkstoffe wurde ein PIP genehmigt.

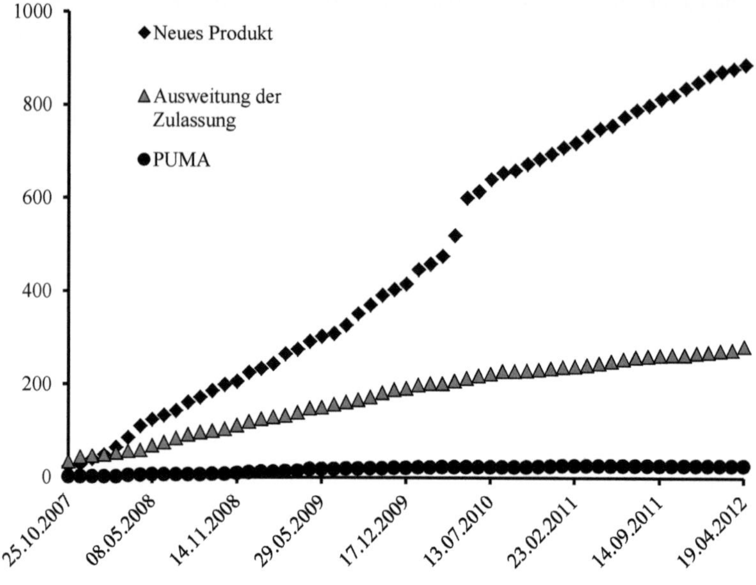

Abbildung 1: Eingereichte Anträge zur Genehmigung eines PIP, kumulativ nach Art und Anzahl

3.1.3. Schlussfolgerung

Aus den Daten der Rezepturarzneimittelstudie im Jahr 2006 und der Recherche des aktuellen Entwicklungsstands ergeben sich folgende Schlussfolgerungen:

Der größte Bedarf besteht bei nicht mehr patentgeschützten Wirkstoffen.

Dieser Bereich stellt den kleinsten Anteil aller PIP Anträge, ohne steigende Tendenz.

Wirkstoffe mit kardiovaskulärer Indikation bilden die größte Gruppe unter den am häufigsten als Rezepturarzneimittel verschriebenen Arzneistoffen, werden aber kaum von der pharmazeutischen Industrie für Kinder entwickelt.

Für die meisten Wirkstoffe gibt es eine Zulassung für Kinder, es fehlt aber nach wie vor für fast alle Wirkstoffe eine geeignete Darreichungsform.

3.1.4. Auswahl eines Wirkstoffs

Es wurde gezeigt, dass auch 5 Jahre nach Inkrafttreten der EU-Verordnung erhebliche Versorgungslücken, insbesondere bei Herz-Kreislauf-Medikamenten, bestehen. Für einen Wirkstoff aus diesem Therapiefeld sollte in dieser Arbeit die Entwicklung einer altersgerechten Zubereitung durchgeführt werden.

In der Gruppe der Diuretika liegen sowohl ein PIP für Furosemid, als auch erste Arbeiten zu kindgerechten Arzneiformen mit Hydrochlorothiazid und Spironolacton vor (Barnscheid, 2007; Stoltenberg, 2012). Die Gruppe der Antiarrhythmika wurde sowohl aufgrund der geringen Verordnungszahlen als auch der Verfügbarkeit zumindest bedingt geeigneter Darreichungsformen in der vorliegenden Arbeit nicht weiter verfolgt.

Bei den gefäßwirksamen Antihypertensiva sind kindgerechte Darreichungsformen teilweise verfügbar; Verbesserungen kündigen sich durch PIPs an.

Mit Propranolol steht zumindest ein Wirkstoff aus der Gruppe der Betablocker in bedingt geeigneter Darreichungsform für Kinder zur Verfügung. Für Metoprolol wurde die Möglichkeit der individuellen Dosierung eines Brauseextrudats gezeigt (Wening, 2011). Einen PIP für Metoprolol gibt es jedoch nicht.

Bei zwei Wirkstoffen aus der Gruppe der ACE-Hemmer (Captopril, Enalapril) schließt die bisherige Zulassung auch pädiatrische Altersgruppen mit ein. Abgesehen von der Enalaprilat-Injektionslösung müssen jedoch beide Wirkstoffe als Rezepturarzneimittel hergestellt werden, sollen sie in der Pädiatrie zum Einsatz kommen. Für Captopril wurde von der Firma Hexal eine flüssige Zubereitung entwickelt, das Produkt aus wirtschaftlichen Gründen jedoch nicht auf den Markt gebracht. Derzeit gibt es keinen PIP innerhalb dieser Wirkstoffgruppe, so dass auch mittelfristig nicht mit einer geeigneten Darreichungsform zu rechnen ist. Für die vorliegende Arbeit wurde daher die Gruppe der ACE-Hemmer detailliert untersucht.

Eine dänische Studie untersuchte retrospektiv die Häufigkeit und Schwere unerwünschter Arzneimittelwirkungen im Zusammenhang mit der Behandlung von Kindern und Jugendlichen mit Medikamenten außerhalb der Zulassung (Aagaard und Hansen, 2011). Ihr zufolge traten bei der Behandlung mit Betablockern (ATC-Code C07) in fünf Fällen UAW auf, zwei davon wurden als schwer klassifiziert. Bei Behandlung mit ACE-Hemmern / AT1-Antagonisten (ATC-Code C09) kam es zu drei UAW; keine davon wurde als schwer eingestuft. Diese Gruppe war die einzige mit kardiovaskulärer Indikation, bei deren Einsatz keine schweren UAW beobachtet wurden. Ferner zeigte eine rund 160000 Erwachsene umfassende Metaanalyse, dass ACE-Hemmer die Sterblichkeit bei Hypertonie stärker senkten als andere Blutdrucksenker (van Vark *et al.*, 2012). Enalapril wird von der EMA auf der Prioritätenliste geführt (EMA, 2012b). Von der WHO wird es, stellvertretend als Modellsubstanz für die gesamte Wirkstoffgruppe, als essentielles Medikament für die Behandlung von Kindern angesehen (WHO, 2011).

Mit Enalapril wurden Dosisfindungs- und Wirksamkeitsstudien in Kindern Anfang der 90er Jahre durchgeführt (Lloyd *et al.*, 1989; Seguchi *et al.*, 1992; Leversha *et al.*, 1994). Eine Studie konnte die dosisabhängige Senkung des diastolischen Blutdrucks bei Kindern zwischen 6 und 16 Jahren zeigen (Wells *et al.*, 2002). Die Pharmakokinetik wurde in Kindern und Jugendlichen im Alter zwischen 2 Monaten und 15 Jahren untersucht (Wells *et al.*, 2001). Für eine Enalapril-Suspension konnte in Erwachsenen eine mit Tabletten vergleichbare Bioverfügbarkeit gezeigt werden (Rippley *et al.*, 2000). Flüssige Zubereitungen mit Captopril sind in Erwachsenen nicht bioäquivalent zu Captopril-Tabletten (Mulla *et al.*, 2011). Enalapril hat eine im Vergleich zu Captopril längere Wirkdauer und muss daher nur einmal täglich eingenommen werden. Gegenüber der dreimal täglichen Anwendung von Captopril ermöglicht es eine verbesserte Therapietreue (Saini *et al.*, 2009), insbesondere bei der Behandlung jüngerer Kinder. Aus diesen Gründen wurde Enalapril für die Entwicklung einer kindgerechten Zubereitung im Rahmen der vorliegenden Arbeit ausgewählt.

3.2. Stabilität und Dosierungsgenauigkeit manipulierter Fertigarzneimittel und flüssiger Zubereitungen mit Enalaprilmaleat

3.2.1. Eigenschaften und Dosierung

Enalaprilmaleat (EM) ist die inaktive Vorstufe (*prodrug*) des pharmakologisch aktiven Metaboliten Enalaprilat (ET), welcher im Organismus durch Esterspaltung entsteht (s. Abbildung 9, S. 29). Die freie Carboxylgruppe des Enalaprilats bindet an das Zink im aktiven Zentrum des Angiotensin-Conversions-Enzyms (ACE) und hemmt dieses. Durch diese kompetitive, reversible Hemmung wird eine Spaltung des Angiotensin I zum vasokonstriktorisch wirkenden Angiotensin II verhindert. Die Bioverfügbarkeit nach oraler Gabe beträgt 40%, die Wirkdauer 12-24 Stunden. Die orale Bioverfügbarkeit der Disäure Enalaprilat liegt bei 3%. Mittlere Dosen bei Erwachsenen betragen 5-10 mg pro Tag (Förstermann, 2009). In festen Darreichungsformen findet in Deutschland ausschließlich das Salz der Maleinsäure Verwendung, als Injektionslösung steht Enalaprilat zur Verfügung. Die Esterbindung von Enalapril ist im wässrigen Milieu instabil und neigt bei pH-Werten größer 3 zur Hydrolyse zum ET. Esterhydrolysen finden in der Regel bei einem Überschuss an Wasser statt und verlaufen nach einer Kinetik pseudoerster Ordnung. Für EM konnte dies über einen sehr breiten pH-Bereich von 2,2 bis 10,5 bestätigt werden (Al-Omari *et al.*, 2001). Bei pH-Werten kleiner 3 überwiegt die intramolekulare Zyklisierung zu einem Diketopiperazin-Derivat (Bhardwaj und Singh, 2008). Die Löslichkeit in Wasser wird mit 25 mg/ml, in Ethanol mit 80 mg/ml angegeben (Ebel, 2006).

In der Pädiatrie wird EM zur Behandlung der Hypertonie und der chronischen Nierenerkrankung in nahezu allen Altersgruppen eingesetzt (Meyers und Siu, 2011), ist aber für Kinder unter 6 Jahren nicht zugelassen (Abschnitt 3.1.2). Aus mehreren Studien liegen jedoch Erkenntnisse über die Dosierung in Kleinkindern und Säuglingen vor. Die für pädiatrische Patienten benötigten Einzeldosen werden in Krankenhausapotheken in Form von Pulverbriefchen und Kapseln hergestellt (Barnscheid, 2007). Die Einzeldosen variieren von 0,2 bis 3,75 mg. Tabelle 5 zeigt die Dosisbereiche für Kinder bis 20 kg KG (entsprechend 6 Jahre, Tabelle 2). Fachinformationen zu EM-Tabletten verschiedener Hersteller zitieren die Daten der Pharmakokinetikstudie von Wells *et al.* (2001). Sie wurden deshalb in Tabelle 5 separat angegeben. Die rechten Spalten fassen die einer Studie und einem Review entnommenen Dosierungen zusammen (Leversha *et al.*, 1994; Saxena *et al.*, 2009). Die z.T. sehr breiten Dosisbereiche sind in den unterschiedlichen Indikationen und Kenngrößen des Therapieerfolges begründet.

Tabelle 5: Körpergewichtsbezogene Dosierungen für Enalaprilmaleat (EM), entnommen aus der Fachinformation zu Xanef® cor und der Literatur

Körpergewicht [kg]	Einzeldosis EM [mg]			
	Wells *et al.* 2001		Literatur	
	von	bis	von	bis
4	0,20	0,50	0,28	2,00
5	0,25	0,63	0,35	2,50
6	0,30	0,75	0,42	3,00
7	0,35	0,88	0,49	3,50
8	0,40	1,00	0,56	4,00
9	0,45	1,13	0,63	4,50
10	0,50	1,25	0,70	5,00
11	0,55	1,38	0,77	5,50
12	0,60	1,50	0,84	6,00
13	0,65	1,63	0,91	6,50
14	0,70	1,75	0,98	7,00
15	0,75	1,88	1,05	7,50
20	1,00	2,50	1,40	10,00

3.2.2. Manipulation eines Fertigarzneimittels – Halbieren von Tabletten

Eine übliche Methode, eine kindgerechte Dosis zu erhalten, ist die Manipulation eines FAM. Einer portugiesischen Studie zufolge wurde 63,6% der Rezepturen aus FAM hergestellt (Teixeira de Barros und Almeida, 2008). Solche Manipulationen können, wie für Sildenafil beschrieben (Abschnitt 3.1.2), vom Hersteller über die Zulassung abgedeckt sein (*industry verified manipulation*). Sind sie das nicht, so stellt die Anwendung eines so manipulierten FAM einen Gebrauch außerhalb der Zulassung dar (*unlicensed use* nach Tabelle 1, S. 1).

Die Teilung von Tabletten ist gängige Praxis. Die Nichtverfügbarkeit einer niedrigen Dosis ist einer kanadischen Studie zufolge in 68,3% aller Fälle Grund für das Teilen einer Tablette (Fischbach *et al.*, 2001). Eine in Sachsen-Anhalt durchgeführte Studie aus dem Jahr 2005 untersuchte die Verordnungen von Allgemeinärzten für 905 Patienten (Quinzler *et al.*, 2006). Es wurden 3158 Arzneimittel (Tabletten oder Dragees) verordnet, von denen 24,1% geteilt wurden. 3,8% aller geteilten Tabletten hätten nicht geteilt werden dürfen. Auch Tabletten mit Captopril, Enalapril, Lisinopril und Ramipril wurden geteilt, wobei hochdosierte Tabletten deutlich häufiger betroffen waren. Das Teilen an sich kann zu ungleichen Hälften und Massenverlust führen (Van

Santen *et al.*, 2002). Die Standardabweichungen der Massen halbierter Tabletten sind bei Verwendung eines Tablettenteilers kleiner als bei Teilung von Hand oder mit einem Küchenmesser (Verrue *et al.*, 2011). Die Autoren empfehlen daher die Verwendung eines Tablettenteilers. Die relative Standardabweichung der Masse von Hand geteilter Tabletten mit einem ACE-Hemmer variierte von 2,1 bis 23,2% (Kammerer und Regel, 1994). In einer Untersuchung der Teilbarkeit von 2,5 mg EM-Tabletten wurde eine relative Standardabweichung der Masse von 8,6% ermittelt (Margiocco *et al.*, 2009).

Nach den Daten von Wells kann eine Einzeldosis von 1,25 mg für Kleinkinder ab 10 kg KG nötig sein (Tabelle 5). Tabletten mit 2,5 mg EM sind die kleinste verfügbare Dosiseinheit auf dem deutschen Markt. Die Tabletten der meisten Hersteller weisen eine Bruchkerbe auf und können geteilt werden. Doch nur bei einzelnen Produkten, z.B. Xanef® cor 2,5 mg, ist in der Fachinformation eine Halbierung zur Dosisreduktion nicht explizit ausgeschlossen (M.S.D. Sharp & Dohme, November 2010). Es wurde daher angenommen, dass eine Dosis von 1,25 mg durch Teilen der Tablette zugänglich ist und dies einer von der Zulassung miteingeschlossenen Manipulation entspricht.

Die Gleichförmigkeit des Gehalts halbierter Tabletten wurde entsprechend Ph. Eur. 2.9.40 untersucht (Methode 6.7.1).

Abbildung 2 zeigt die für diese Untersuchung verwendeten Tabletten. Sie besitzen eine schmale Bruchlinie auf der Oberseite und eine breite Bruchkerbe auf der Unterseite. Diese Form der Bruchkerbe ist normalerweise zur Teilung von Hand vorgesehen (Quinzler und Haefeli, 2006). Ein Hinweis darauf, wie zum Teilen der Tablette vorgegangen werden soll, fand sich weder in Patienten- noch Fachinformation. Daher wurden jeweils zehn Tabletten sowohl von Hand als auch mit einem Tablettenteiler halbiert (Methode 6.2.1). Im Rahmen ihres Wahlpflichtpraktikums führten zwei Pharmaziestudenten, die das sechste Fachsemester abgeschlossen hatten, diese Untersuchung durch.

Bei der Teilung von Hand wurde z.T. eine starke Fragmentierung beobachtet (Abbildung 3). Die relative Massendifferenz beider Hälften, bezogen auf die Tablettengesamtmasse, variierte von 0,6 bis 29,4% (MW 8,4%, n=10). Sie reduzierte sich bei Verwendung des Tablettenteilers im Mittel auf 4,3% (0,9-9,5%, n=10). Der Unterschied war jedoch aufgrund der hohen Streuung bei Teilung von Hand nicht signifikant (α=0,05). Die Verwendung des Tablettenteilers stellte eine korrekte Halbierung der Tabletten nicht immer sicher, wie Abbildung 4 zeigt. Durch die oblonge Form konnten sie innerhalb der V-förmigen Führung verrutschen. Solche offensichtlich inkorrekt geteilten Tabletten wurden von der Untersuchung ausgeschlossen. Trotz dieser Probleme wurde der Tablettenteiler als die exaktere Methode der Halbierung angesehen, weswegen sich die weiteren Untersuchungen auf die so geteilten Tabletten beschränkten.

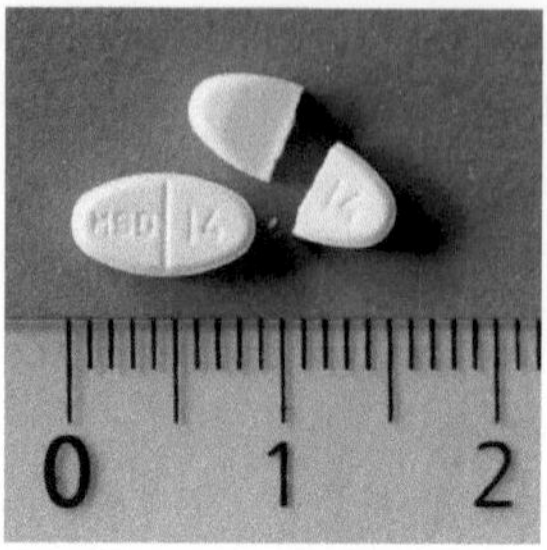

Abbildung 2: Xanef® cor 2,5 mg EM-Tablette, ganz und korrekt halbiert

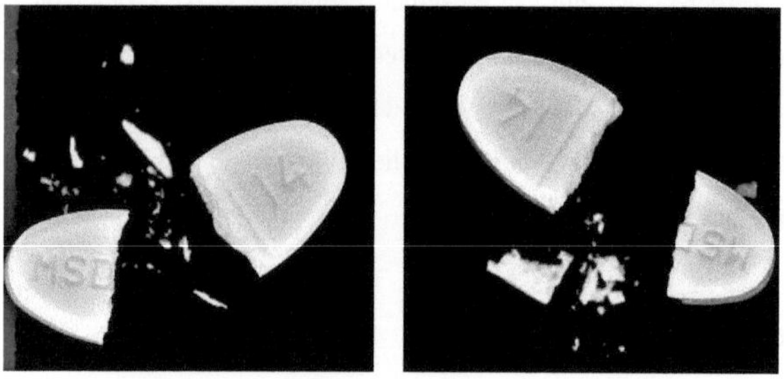

Abbildung 3: Xanef® cor 2,5 mg EM-Tabletten, von Hand geteilt

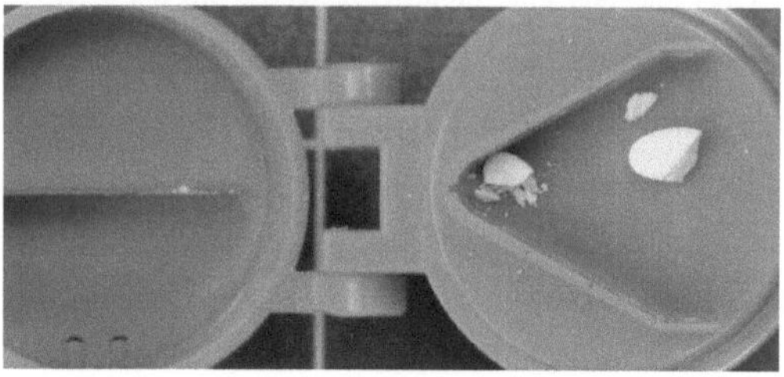

Abbildung 4: Xanef® cor 2,5 mg EM-Tabletten, inkorrekt geteilt mit Tablettenteiler

Die mittlere Masse einer ganzen Tablette betrug 116,64 ± 1,22 mg (n=10). Die Ergebnisse der Untersuchungen je einer Hälfte von zehn geteilten Tabletten zeigt Tabelle 6. Die Massen variierten von 53,60 bis 64,20 mg (MW=58,40 mg, s_{rel}=5,61%). Die mittlere Differenz der beiden Tablettenhälften betrug 5,04 ± 3,18 mg, der durch Fragmentierung beim Teilen entstandene Verlust durchschnittlich 0,72 mg (0,62%). Der auf die Deklaration bezogene relative EM-Gehalt lag zwischen 92,91 und 109,62% und betrug im Mittel 100,99 ± 5,36% (Abbildung 6, S. 26). Aus den Ergebnissen wurde ein Akzeptanzwert von 12,9 berechnet.

Tabelle 6: Masse und korrespondierender EM-Gehalt in halbierten Xanef® cor Tabletten; Akzeptanzwert (AV) berechnet entsprechend Ph. Eur. 2.9.40

											AV
m [mg]	58,50	64,20	55,20	59,00	53,60	61,50	58,70	61,20	56,60	55,50	
m [%]	100,31	110,08	94,65	101,17	91,91	105,45	100,65	104,94	97,05	95,16	
EM [mg]	1,27	1,37	1,20	1,30	1,16	1,33	1,27	1,31	1,23	1,20	**12,9**
EM [%]	101,24	109,62	95,76	103,71	92,91	106,55	101,33	104,98	98,20	95,61	

Abbildung 5 korreliert den auf die Deklaration bezogenen prozentualen EM-Gehalt mit der jeweiligen Masse der Tablettenhälfte (r=0,991). Der lineare Zusammenhang zeigt, dass die beobachtete Variation des Gehalts durch die Variation der Masse verursacht wurde.

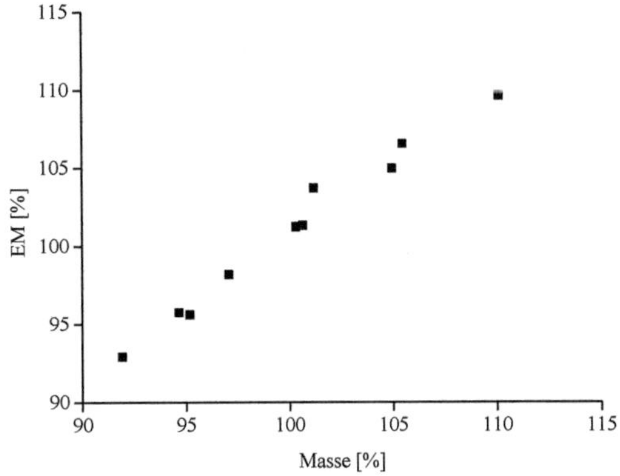

Abbildung 5: Korrelation von Masse und Gehalt halbierter Xanef® cor Tabletten (r=0,991); EM-Gehalt [%], bezogen auf den deklarierten Gehalt; Masse [%], bezogen auf die Sollmasse einer halbierten Tablette

3.2.2.1. Zusammenfassung

Durch Manipulation eines Fertigarzneimittels ist eine Einzeldosis, wie sie in der Pädiatrie verwendet wird, mit ausreichender Dosierungsgenauigkeit verfügbar. Die meisten Dosierungen für Kinder (Tabelle 5, S. 20), sowie individuelle Dosisanpassungen, sind jedoch durch diese Methode nicht zugänglich. Die Darreichungsform ist für Kinder unter 6 Jahren nicht geeignet (Abschnitt 1.4) und macht weitere Schritte, z.B. Dispergieren oder Mörsern der Tablette, erforderlich. Obwohl von fachkundigen Personen durchgeführt, traten insbesondere beim Teilen der Tabletten von Hand Probleme auf. Die Verwendung eines Tablettenteilers war nötig, konnte aber Fehler beim Teilen nicht vollständig ausschließen.

3.2.3. Manipulation eines Fertigarzneimittels – Herstellen einer Suspension

3.2.3.1. In der Literatur beschriebene Rezepturzubereitungen

Wie in Abschnitt 3.2.2 beschrieben, sind die zur Behandlung kleiner Kinder benötigten Dosierungen (Tabelle 5, S. 20) in geeigneter Darreichungsform nicht durch FAM verfügbar. Flüssige Zubereitungen sind hierfür am besten geeignet und erlauben eine flexible Dosisanpassung (Abschnitt 1.4). Da die Empfindlichkeit von EM gegenüber Wasser bekannt ist (Abschnitt 3.2.1), wurden Angaben zur Stabilität flüssiger Zubereitungen recherchiert.

Eine potentiell für Kinder geeignete flüssige EM-Zubereitung, hergestellt in Konzentrationen von 0,1 und 1 mg/ml aus Tabletten und Wasser für Injektionszwecke, war bei Raumtemperatur für 15 Tage stabil (EM-Gehalt > 90%, Beobachtungszeitraum 30 Tage) (Schlatter, 1997).

Die Lagerstabilität einer Suspension aus EM-Tabletten in isotonischem Citratpuffer (pH 5) wurde bei 5, 25 und 40 °C untersucht (Boulton *et al.*, 1994). Bei 25 °C war EM über einen Zeitraum von 44 Tagen, bei 40 °C über 9 Tage stabil. Unabhängig vom Konservierungsmittel Hydroxybenzoat war die bei 5 °C gelagerte Zubereitung mindestens 30 Tage lang stabil.

Eine EM-Suspension, hergestellt aus gemörserten Tabletten und gereinigtem Wasser, Citratpuffer (pH 5) oder einem kommerziellen Suspensionsvehikel, wurde bei Lagerung im Kühlschrank und bei Raumtemperatur auf Stabilität untersucht (Nahata *et al.*, 1998). Gelagert bei 4 °C war der EM-Gehalt in allen Zubereitungen nach 91 Tagen größer 94%. In der nur mit Wasser hergestellten Zubereitung sank der Gehalt bei 25 °C nach 56 Tagen unter 90%, hingegen blieb er in den anderen Zubereitungen während des Beobachtungszeitraums von 91 Tagen über 90%.

Ebenfalls aus gemörserten EM-Tabletten wurden Suspensionen mit kommerziellen Suspensionsvehikeln (pH 4,5-4,7) sowie Kirschsirup (pH 3,9) hergestellt und die Wirkstoffstabilität untersucht (Allen Jr und Erickson, 1998). Sowohl bei 5 °C als auch bei 25 °C war EM über eine Zeit von 60 Tagen stabil; der Gehalt sank in keiner Formulierung unter 94,4%.

Bei pH 3 und konserviert mit Methylbenzoat war eine EM-Suspension sowohl bei 4 °C als auch bei 25 °C über 30 Tage stabil (Sosnowska *et al.*, 2009).

Wie dargestellt, werden unterschiedliche Angaben zur Stabilität flüssiger EM-Zubereitungen gemacht. Die ermittelten Haltbarkeiten variierten bei Raumtemperatur/25 °C von 15 bis 60 Tagen. Die Stabilität bei pH 5 wird mit 44 oder 91 Tagen angegeben. Die Verwendung eines Suspensionsvehikels scheint, verglichen mit reinem Wasser, die Stabilität zu begünstigen. Bei den von Nahata und Allen Jr eingesetzten kommerziellen Suspensionsvehikeln handelt es sich um die Produkte Ora-Sweet® und Ora-Plus®, die als Konservierungsmittel Parabene enthalten. Ihr Einsatz unterliegt daher den in Abschnitt 1.4 angeführten Bedenken.

Die bisherigen Untersuchungen betrachten Rezepturzubereitungen aus EM-Tabletten. Insbesondere bei Verwendung kommerzieller Suspensionsvehikel stellen diese Zubereitungen komplexe Vielstoffgemische dar. Mehrere Inkompatibilitäten zwischen EM und gebräuchlichen Tablettierhilfsstoffen sind in der Literatur beschrieben (Abschnitt 3.3.4.3); ihr Einfluss auf die Stabilität, vor allem in wässriger Lösung, kann den hier vorgestellten Daten nicht entnommen werden.

3.2.3.2. Gleichförmigkeit des Gehalts

Aus dem FAM Xanef® cor wurde eine Suspension möglichst einfacher Zusammensetzung hergestellt und daher auf den Einsatz eines Puffers, Konservierungsmittels oder viskositätssteigernder Substanzen verzichtet (Methode 6.2.2). Die Gleichförmigkeit des Gehalts bei Entnahme von Einzeldosen unterschiedlichen Volumens aus einem Mehrdosenbehältnis wurde untersucht (Methode 6.7.1). Die EM-Konzentration der Suspension betrug 0,25 mg/ml. Als Dosierhilfe wurde eine 5 ml Dosierspritze verwendet. Sie ist Dosierhilfe der Wahl für flüssige Darreichungsformen zur oralen Applikation, da sie eine exaktere Dosierung als z.B. Messbecher oder Dosierlöffel ermöglicht (Abschnitt 1.4). Es wurden je 10 Einzeldosen zu 2 ml und 5 ml entnommen und der Gehalt bestimmt. Abbildung 6 zeigt die Verteilung der Einzelwerte und stellt sie zum Vergleich den Ergebnissen der Untersuchung halbierter Tabletten (Abschnitt 3.2.2) gegenüber.

Der mittlere EM-Gehalt einer Dosis von 5 ml (1,25 mg EM) betrug 98,73% und zeigte eine Standardabweichung von lediglich 0,64%, woraus ein AV von 1,53 errechnet wurde. Die enge Streuung des Gehalts und der im Mittel um 1,27% zu niedrige Gehalt deuten auf einen - wenngleich sehr kleinen - systematischen Fehler hin. Da es sich um das maximale skalierte Volumen der Dosierspritze handelte, ist anzunehmen, dass der Fehler beim Dosieren aufgetreten ist. Wurde mit derselben Dosierspritze ein kleineres Volumen von 2 ml (0,50 mg EM) entnommen (MW=99,55%), stieg die Standardabweichung auf 2,64%, was einem AV von 6,35 entsprach. Die Varianz des Gehalts der halbierten Tabletten war signifikant größer (α=0,05) als die der Suspension (5 ml).

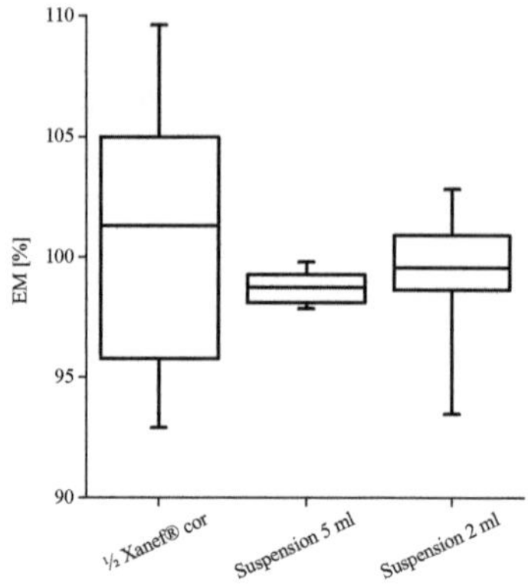

Abbildung 6: *Box-Plot* des EM-Gehalts [%], bezogen auf den deklarierten Gehalt, bestimmt in Einzeldosen unterschiedlicher Darreichungsform; Dargestellt sind Minimum und Maximum, unteres und oberes Quartil sowie der Median. Der deklarierter Gehalt beträgt 1,25 mg EM für ½ Xanef® cor bzw. 5 ml Suspension, 0,5 mg EM für 2 ml Suspension. n=10

Die hohe Dosierungsgenauigkeit, die mit der flüssigen Zubereitung erreicht wurde, setzte die korrekte Handhabung der Dosierspritze voraus. Da die Tabletten in Wasser ohne Verwendung viskositätssteigernder Hilfsstoffe suspendiert wurden, war ein Aufschütteln vor der Dosierung notwendig (Abbildung 7).

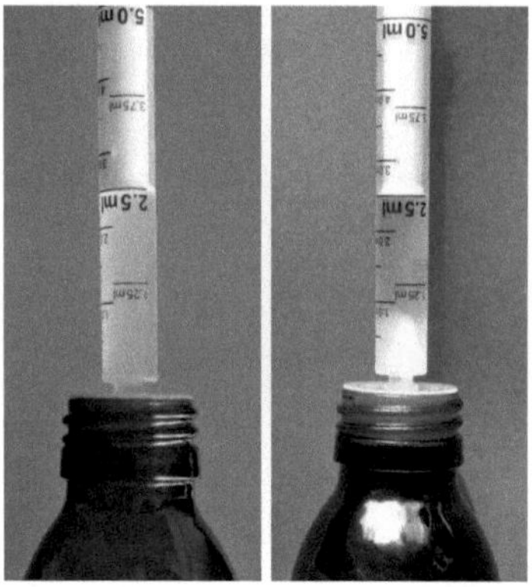

Abbildung 7: Suspension aus Xanef® cor Tabletten, aufgezogen in Dosierspritze; aufgeschüttelte Suspension (links); nach 12 h Sedimentation (rechts)

Wie für Amoxicillin-Zubereitungen gezeigt wurde, kann Sedimentation zur Applikation wirkstofffreier Dosen, aber auch zu erheblicher Überdosierung führen (Grießmann *et al.*, 2007). Die Wirkstoffkonzentration in der untersuchten Zubereitung betrug 1% der Sättigungskonzentration von EM in Wasser (Abschnitt 3.2.1). Es kann daher angenommen werden, dass der Wirkstoff vollständig gelöst vorlag und das Sediment im Wesentlichen aus den nicht gelösten Hilfsstoffen Maisstärke und Magnesiumstearat bestand. Sedimentation muss somit nicht zwingend zur Fehldosierung führen. Da dies jedoch nicht untersucht wurde, konnte die Dosierungsgenauigkeit nur auf die resuspendierte Zubereitung bezogen werden.

3.2.3.3. Stabilität des Wirkstoffs

Aufgrund der variierenden bibliographischen Daten zur Stabilität einer Rezepturzubereitung aus EM-Tabletten wurden eigene Untersuchungen durchgeführt. Hierzu wurde die Stabilität von EM in der hergestellten Suspension bei Lagerung im Kühlschrank (5 °C), bei Raumtemperatur (25 °C) und zusätzlich bei 40 °C untersucht (Methode 6.1.1, 6.1.2 und 6.7.1). Der pH der Suspension betrug 6,94. Eine eingehende Betrachtung der pH- und temperaturabhängigen Reaktionskinetik des EM-Abbaus in wässriger Lösung folgt in Abschnitt 3.2.4.

Abbildung 8 zeigt den EM-Gehalt [%] der bei unterschiedlichen Temperaturen gelagerten Suspensionen zu den Zeitpunkten der Probenentnahme. Der Abbau folgte einer Kinetik pseudoerster Ordnung entsprechend Gleichung 1 (S. 29). Wie an der Zunahme des Bestimmtheitsmaß in Tabelle 7 zu erkennen, lässt sich der Reaktionsverlauf bei höheren Temperaturen anhand Gleichung 1 besser beschreiben. Daher müssen für die errechneten Laufzeiten bei niedrigeren Temperaturen höhere Fehler angenommen werden.

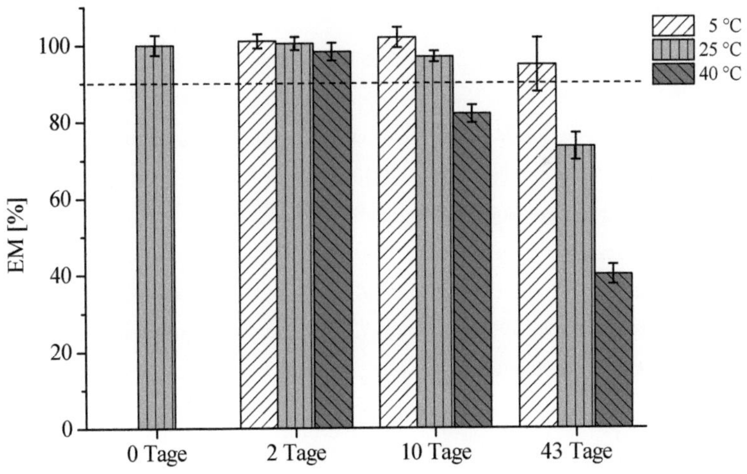

Abbildung 8: EM-Gehalt einer Suspension aus Xanef® cor Tabletten [%], bezogen auf den Gehalt zum Zeitpunkt t_0; MW ± s, n=3; gestrichelte Linie markiert die für die Haltbarkeit maßgebliche 90% Grenze

Die untersuchte Rezepturzubereitung hatte bei Lagerung im Kühlschrank eine berechnete Laufzeit von 10 Wochen. Die mikrobielle Stabilität wurde hierbei nicht berücksichtigt; die

Aufbrauchfrist einer unkonservierten, wässrigen Zubereitung im Mehrdosenbehältnis wäre deutlich kürzer. Bei 25 °C reduzierte sich die Laufzeit auf 2 Wochen, bei 40 °C auf ca. 5 Tage. Die Ergebnisse bei Raumtemperatur werden durch die von Schlatter (1997) beschriebene Laufzeit bestätigt. Die drastisch verkürzte Laufzeit bei 40 °C erfordert kontrollierte Lagerungsbedingungen, nach Möglichkeit im Kühlschrank. Mit den ermittelten Laufzeiten lassen sich diese Zubereitungen nach Herstellung in der Krankenhausapotheke für die stationäre Arzneimitteltherapie verwenden, da die optimalen Lagerungsbedingungen hier bis zur Applikation beim Patienten relativ einfach gewährleistet werden können. Für ein industriell hergestelltes Fertigarzneimittel waren die Laufzeiten, selbst bei Lagerung im Kühlschrank zu kurz.

Tabelle 7: Regressionsmodelle zur Beschreibung des Abbaus von EM, bei Annahme einer Reaktion erster Ordnung; c [%]; k [1/Tage]; $t_{90\%}$: Zeitpunkt [Tage], an dem ein EM-Gehalt von 90% des deklarierten Gehalts erreicht wird.

	5 °C	25 °C	40 °C
k [1/Tage]	$-1{,}486*10^{-3}$	$-7{,}508*10^{-3}$	$-2{,}158*10^{-2}$
ln c_0	4,620	4,624	4,619
R^2	0,812	0,985	0,999
$t_{90\%}$ [Tage]	70,9	14,0	4,9

3.2.4. Untersuchung einer Enalapril-Lösung

In Wasser gelöst, zeigt EM bei pH 3 sein Stabilitätsoptimum (Abschnitt 3.2.1). Bei einer pädiatrischen Zubereitung, zumal zur Dauermedikation gedacht, wirft ein so niedriger pH Fragen bezüglich der lokalen Verträglichkeit in der Mundhöhle auf. Bereits ab pH 5,5 setzt eine Demineralisierung der Zähne ein (Passos *et al.*, 2010). Für eine flüssige Zubereitung sollte somit ein Kompromiss zwischen physiologischer Verträglichkeit und ausreichender Wirkstoffstabilität gefunden werden. Hierzu wurde aus EM eine Lösung der Konzentration 0,5 mg/ml hergestellt und mit Citratpuffer auf pH-Werte zwischen 3,5 und 5 eingestellt. Die Stabilität wurde bei 25 °C und bei 65 °C getestet (Methode 6.1.1, 6.1.2 und 6.7.1). Als möglicher Konservierungsstoff einer flüssigen Zubereitung wurde Natriumbenzoat einer Probe mit pH 4,26 zugesetzt, um eventuelle Einflüsse auf die Stabilität des Wirkstoffs zu untersuchen.

3.2.4.1. Stabilität bei 65 °C

Bei 65 °C Lagerungstemperatur wurden bereits nach wenigen Tagen deutliche Wirkstoffverluste bei allen pH-Werten festgestellt. Als zuerst auftretendes Abbauprodukt wurde das

Hydrolyseprodukt ET (Abbildung 9, Mitte) mittels Referenzsubstanz nachgewiesen (Methode 6.7.1).

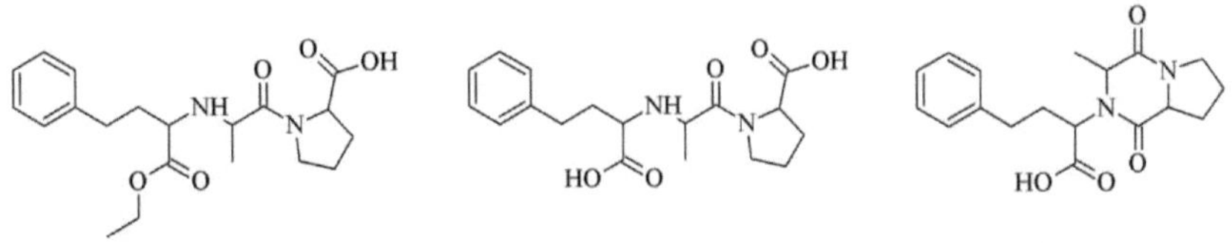

376 g/mol   348 g/mol   330 g/mol

Abbildung 9: Strukturformeln und Molmasse von Enalapril (links) und den Abbauprodukten Enalaprilat (Mitte) sowie des daraus gebildeten Diketopiperazin-Derivats (rechts)

Abbildung 10 zeigt, dass die Hydrolyse erwartungsgemäß nach einer Kinetik pseudoerster Ordnung verlief (Abschnitt 3.2.1). Somit konnte Gleichung 1 zur Beschreibung der Reaktion angewendet werden. Der Abbau erfolgte bei höherem pH schneller.

$$c_{(t)} = c_0 * e^{-kt}$$

Gleichung 1: Exponentialfunktion zur Beschreibung einer Reaktion erster Ordnung; $c_{(t)}$: Konzentration zum Zeitpunkt t; c_0: Ausgangskonzentration zu Beginn der Reaktion; e: Eulersche Zahl; k: Geschwindigkeitskonstante; t: Zeit.

Aus der linearisierten Darstellung (Abbildung 10, rechts) wurde die Reaktionsgeschwindigkeitskonstante k per linearer Regression ermittelt. Für die den Reaktionsverlauf bei pH 4,74 beschreibende Kurve wurde ein R^2 von 0,851 berechnet. Für alle anderen pH-Werte variierte R^2 von 0,916 bis 0,972 (Tabelle 8).

Tabelle 8: Mathematische Beschreibung des Abbaus von EM, bei Annahme einer Reaktion erster Ordnung; c [mg/ml]; k [1/Tage]

	pH 3,64	**pH 4,00**	**pH 4,26**	**pH 4,26, Benzoat**	**pH 4,46**	**pH 4,74**
k [1/Tage]	$-1{,}566*10^{-2}$	$-2{,}021*10^{-2}$	$-2{,}214*10^{-2}$	$-2{,}123*10^{-2}$	$-2{,}337*10^{-2}$	$-2{,}341*10^{-2}$
ln c_0	-0,786	-0,807	-0,824	-0,77	-0,851	-1,069
R^2	0,956	0,940	0,939	0,972	0,916	0,851

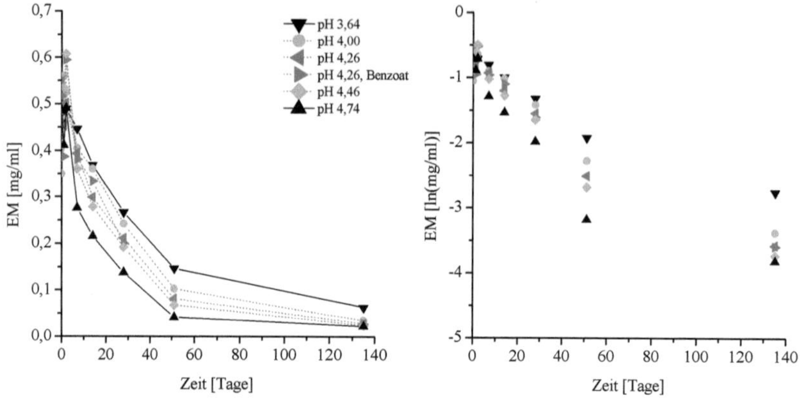

Abbildung 10: Abnahme der EM-Konzentration in Lösungen unterschiedlicher pH-Werte bei 65 °C; Darstellung mit linearer y-Achse (links) und logarithmierter y-Achse (rechts); für pH 4,26, Benzoat T_{51} n.b.; n=1-2

Aus den Regressionsmodellen ergaben sich bei 65 °C theoretische Laufzeiten (90% verbleibender Wirkstoffanteil) von 6,7 Tagen bei pH 3,64 bis 4,5 Tagen bei pH 4,74. Wie aus Abbildung 10 zu entnehmen, beeinflusst Natriumbenzoat die Stabilität nicht.

Tabelle 9: EM-Gehalt [%] nach 7 Tagen Lagerung bei 65 °C, bezogen auf den deklarierten Gehalt

	pH 3,64	pH 4,00	pH 4,26	pH 4,26, Benzoat	pH 4,46	pH 4,74
EM [%]	89,4	81,0	78,8	76,2	72,2	55,2

Chromatographisch wurde ET als Hauptabbauprodukt identifiziert. Abbildung 11 stellt die ET-Konzentration in Abhängigkeit von der Lagerungszeit dar. Die Chromatogramme der HPLC (Abbildung 48, S.97) zeigten drei weitere Signale, von denen das größte per Massenspektroskopie dem Diketopiperazin-Derivat (DKP) (Abbildung 9, rechts) zugeordnet werden konnte (Methode 6.7.2). Im weiteren Verlauf der Stabilitätsprüfung wurde eine Abnahme an ET und eine Zunahme an DKP beobachtet. Der Kurvenverlauf ähnelt dem einer klassischen Bateman-Funktion. Die zunächst schnelle Zunahme korrespondierte mit dem EM-Abbau. Die gleichzeitig einsetzende Umwandlung von ET zu DKP führte zum Erreichen einer Maximalkonzentration an ET nach ca. 30 Tagen. Hieraus wurde geschlossen, dass ET ein metastabiles Abbauprodukt darstellt, welches zum Diketopiperazin-Derivat weiterreagiert. Dies bestätigte den bereits beschriebenen Abbauweg von EM (Bhardwaj und Singh, 2008).

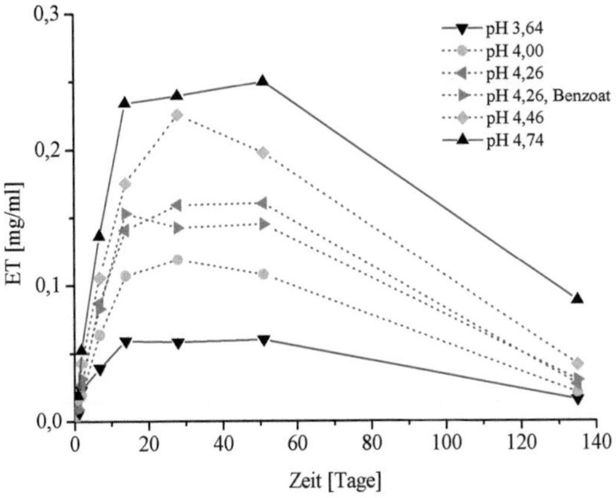

Abbildung 11: Verlauf der ET-Konzentration über die Lagerzeit bei 65 °C; n=1-2

3.2.4.2. Stabilität bei 25 °C

Bei 25 °C Lagertemperatur wurde außer ET kein weiteres Zersetzungsprodukt beobachtet. Der EM-Gehalt änderte sich über den Beobachtungszeitraum nur wenig und die Werte unterlagen großer Streuung. Das Bestimmtheitsmaß des Regressionsmodells variierte von 0,224 bis 0,610. Eine Ermittlung der Reaktionskinetik aus diesen Daten war nicht sinnvoll. Erst am Ende der Lagerungszeit wurde eine signifikante EM-Abnahme beobachtet. Den EM-Gehalt [%] nach 140 Tagen, bezogen auf den deklarierten Gehalt, zeigt Tabelle 10.

Tabelle 10: EM-Gehalt [%] nach 140 Tagen Lagerung bei 25 °C, bezogen auf den deklarierten Gehalt

	pH 3,63	pH 3,97	pH 4,20	pH 4,44	pH 4,73
EM [%]	90,4	89,4	83,4	83,6	87,7

Da bei 25 °C keine weitere Umwandlung von ET beobachtet wurde, wurde es zur indirekten Bestimmung der Reaktionskinetik von EM herangezogen. Abbildung 12 zeigt die Zunahme der ET-Konzentration über die Lagerzeit.

Gemessen am Bestimmtheitsmaß wird die Zunahme an ET durch eine Kinetik nullter Ordnung für den Beobachtungszeitraum von 140 Tagen besser beschrieben, als durch eine exponentielle Zunahme gemäß einer Reaktion erster Ordnung (Tabelle 11). Allerdings werden die Laufzeiten, verglichen mit dem experimentell bestimmten Gehalt nach 140 Tagen, mit beiden Modellen weit überschätzt.

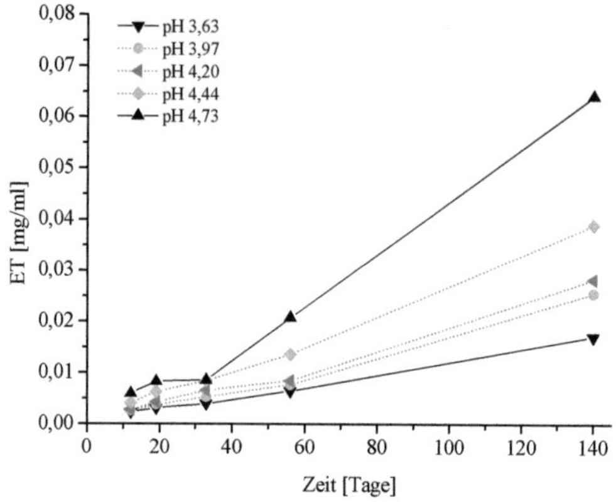

Abbildung 12: Verlauf der ET-Konzentration in Lösungen unterschiedlicher pH-Werte bei 25 °C; n=1-2

Tabelle 11: Regressionsmodelle zur Beschreibung der Zunahme von ET, bei Annahme einer Reaktion nullter oder erster Ordnung; c [mg/ml]; k [1/Tage]; $t_{0,05}$: Zeitpunkt [Tage], an dem eine ET-Konzentration von 0,05 mg/ml (entsprechend 10% der deklarierten EM-Konzentration) erreicht wird.

	pH 3,63	pH 3,97	pH 4,20	pH 4,44	pH 4,73
			nullte Ordnung		
k [1/Tage]	$1,163*10^{-4}$	$1,799*10^{-4}$	$1,985*10^{-4}$	$2,729*10^{-4}$	$4,670*10^{-4}$
c_0	0,001	0,000	0,000	0,000	-0,003
R^2	0,994	0,983	0,983	0,993	0,983
$t_{0,05}$ [Tage]	425,3	279,9	253,1	182,8	113,0
			erste Ordnung		
k [1/Tage]	$1,479*10^{-2}$	$1,649*10^{-2}$	$1,649*10^{-2}$	$1,616*10^{-2}$	$1,817*10^{-2}$
ln c_0	-6,067	-5,913	-5,799	-5,415	-5,205
R^2	0,969	0,973	0,951	0,954	0,958
$t_{0,05}$ [Tage]	207,6	176,9	170,0	149,7	121,6

Die durchgeführten Untersuchungen zeigten, dass der Abbau von EM zu ET, und somit die Stabilität einer wässrigen EM-Zubereitung, bereits von kleinen pH-Änderungen stark beeinflusst wurde. Aus der Abnahme des EM-Gehalts bei 65 °C konnten für alle untersuchten pH-Werte plausible Reaktionskinetiken ermittelt werden. Die Beschreibung der Reaktionskinetik bei 25 °C durch direkte Bestimmung der EM-Konzentration ließ sich nicht durchführen. Hingegen war eine indirekte Beschreibung durch Quantifizierung des Abbauprodukts ET möglich. Allerdings waren die errechneten Laufzeiten für eine flüssige Zubereitung deutlich länger, als die

Gehaltsbestimmung der Proben zum Ende der Beobachtungszeit vermuten lässt. Nur bei einem niedrigen pH-Wert scheinen Laufzeiten von 5-6 Monaten für eine flüssige EM-Formulierung realisierbar. Es ist unwahrscheinlich, dass ein Produkt mit pH < 4 zur Behandlung von Kindern im Säuglingsalter vom PDCO akzeptiert würde. Die noch kürzeren Laufzeiten bei höheren pH-Werten kommen für ein FAM nicht in Betracht.

3.2.5. Zusammenfassung

Flüssige Zubereitungen wiesen, die korrekte Handhabe der Dosierhilfe vorausgesetzt, eine höhere Dosierungsgenauigkeit auf, als sie durch Halbierung von Tabletten erreicht werden konnte. Die Laufzeiten gepufferter Wirkstofflösungen waren länger als die der Rezepturzubereitung. Die genauen Ursachen für die beobachteten Stabilitätsunterschiede konnten im Rahmen dieser Arbeit nicht untersucht werden, doch legt die stark pH-abhängige Zersetzung von EM nahe, dass sie auf der sehr großen pH-Differenz zwischen der Rezepturzubereitung (pH 6,94) und den Wirkstofflösungen (pH < 5) beruhen. Möglich sind aber auch Inkompatibilitäten zwischen EM und Tablettierhilfsstoffen oder stabilitätsbegünstigende Einflüsse des Citratpuffers, z.B. Komplexierung von Schwermetallionen.

Zur Gewährleistung der mikrobiellen Stabilität einer wässrigen Zubereitung ist der Einsatz eines Konservierungsmittels nötig. Speziell diese Hilfsstoffe werden vom PDCO kritisch bewertet. Hinzu kommen Hilfsstoffe zur Geschmacksmaskierung, um eine von Kleinkindern akzeptierte Zubereitung zu erhalten. Bei Lagerung im Kühlschrank und kurzer Aufbrauchfrist kann bei einer Rezepturzubereitung evtl. auf eine Konservierung verzichtet werden.

Stehen sauberes Wasser, geeignete Packmittel, Dosierhilfen und Lagerbedingungen (Kühlschrank) zur Verfügung, stellt die Rezepturzubereitung eine kindgerechte Darreichungsform dar.

Eine flüssige EM-Zubereitung für die Verwendung in einem FAM konnte mit den bisherigen Ansätzen nicht entwickelt werden. Ein solches Produkt wäre ferner mit hohen Produktions-, Transport- und Lagerkosten verbunden. Speziell für Entwicklungsländer fordert die WHO die Entwicklung flexibel dosierbarer, kindgerechter, fester Darreichungsformen anstelle von flüssigen Zubereitungen (WHO, 2008).

3.3. Entwicklung einer kindgerechten festen Arzneiform

3.3.1. Alternativen zu flüssigen Zubereitungen

Mehrfach teilbare Tabletten sind die prinzipiell einfachste Möglichkeit, die Dosierung einer festen Arzneiform in mehrere Stufen zu unterteilen. Es sind Tabletten beschrieben, die sich in bis zu 8 Segmente teilen lassen (Kayitare *et al.*, 2009). Dispergiert in etwas Flüssigkeit, können ein oder mehrere Segmente einem Kind verabreicht werden. Trotz Schulung der Pflegekräfte betrug die relative Standardabweichung der Masse ⅛ Tablette (125 mg) 4,5 bis 5,3%. Die bei der Halbierung von EM-Tabletten ähnlicher Masse beobachtete Problematik (Abschnitt 3.2.2) wird dadurch bestätigt.

Ein vielversprechender neuer Ansatz sind orodispersible Filme, die im Mund nach Kontakt mit Speichel zerfallen (Hoffmann *et al.*, 2011). Eine individuelle Dosierung könnte durch Zuschneiden des Films erreicht werden. Die limitierte Arzneistoffbeladung und bisher wenig verbreitete Produktionsanlagen schränken die Nutzbarkeit dieser Arzneiform noch ein.

Extrudatsegmente variabler Länge lassen sich über eine spezielle Dosiervorrichtung abteilen und ermöglichen so eine patientenfreundliche, individuelle Dosierung (Wening und Breitkreutz, 2010). Bislang gibt es noch kein Produkt in dieser Darreichungsform, so dass Erfahrungen im Produktionsmaßstab noch ausstehen.

Mini-Tabletten wurden seit ihrer erstmaligen Beschreibung (Pich und Moest, 1989) vor allem als multipartikuläre Darreichungsform betrachtet (Munday und Fassihi, 1989). Eine verbesserte Tablettierbarkeit schlecht komprimierbarer Wirkstoffe wurde für Mini-Tabletten mit Durchmessern von 1,5 bis 3 mm beschrieben (Lennartz und Mielck, 1998). Mit Chininhydrochlorid konnten 1 mm Mini-Tabletten mit 90% Wirkstoffanteil hergestellt und mit einem Filmüberzug zur Geschmacksmaskierung versehen werden (Tissen *et al.*, 2011).

Inzwischen wurden Mini-Tabletten auch als einzeldosierte Darreichungsform untersucht. Ihre geringe Größe macht sie für die Behandlung von Patienten mit eingeschränkter Schluckfähigkeit, z.B. in Pädiatrie und Geriatrie, interessant. Unterschiedliche Dispensiersysteme, mechanisch oder mit Steuerungselektronik versehen, können zur Dosierung von Mini-Tabletten verwendet werden (Wening und Breitkreutz, 2011). Bei Kinder im Alter von 6 Monaten bis 6 Jahren war die Akzeptanz von 2 mm Mini-Tabletten der eines Glukosesirups gleichwertig oder sogar überlegen (Spomer *et al.*, 2011). Die kürzlich entwickelten orodispersiblen Mini-Tabletten (ODMTs) könnten die Akzeptanz weiter verbessern (Stoltenberg und Breitkreutz, 2011). In sehr kleinem Flüssigkeitsvolumen zerfallen sie innerhalb weniger Sekunden, können einfach geschluckt werden und minimieren das Risiko der Aspiration. ODMTs wurden bisher als multipartikuläre Darreichungsform mit dem Wirkstoff Methylenblau untersucht (Hodzic, 2011), sowie als einzeldosierte Arzneiform mit den Wirkstoffen Hydrochlorothiazid und Zinksulfat (Stoltenberg, 2012). Die Herstellung erfolgte per Direkttablettierung mit gängigen Tablettenmaschinen unter Verwendung handelsüblicher Fertigmischungen pharmazeutischer Hilfsstoffe.

3.3.2. Orodispersible Mini-Tabletten

ODMTs wurden als vielversprechendste Alternative zu einer flüssigen EM-Zubereitung erachtet. Es sollte überprüft werden, ob diese Technologie auch auf die Produktion niedrigdosierter EM-ODMTs übertragbar ist. Drei Dosisstärken sollten entwickelt werden, um möglichst viele der in der Pädiatrie benötigen EM-Dosierungen (Tabelle 5, S. 20) durch eine Kombination aus maximal drei ODMTs zu erreichen. Dazu wurden ODMTs mit einem EM-Gehalt von 0,25, 0,50, und 1,25 mg EM hergestellt. Bezogen auf die Tablettenmasse von 6,25 mg entsprach dies EM-Anteilen von 4, 8 und 20%. Die Gleichförmigkeit des Gehalts gemäß Ph. Eur. 2.9.40 für ODMTs mit einem Wirkstoffgehalt < 1 mg wurde bislang nicht untersucht.

3.3.2.1. Vorversuche und Tablettenformulierungen

Der handelsübliche Hilfsstoff Ludiflash®, kombiniert mit dem Schmiermittel Natriumstearylfumarat (NaSF), zeigte bei der Herstellung von arzneistofffreien ODMTs durch Direktverpressung die besten Produkteigenschaften (Stoltenberg und Breitkreutz, 2011). Daher wurden für erste Tablettenzubereitungen mit EM diese Hilfsstoffe verwendet.

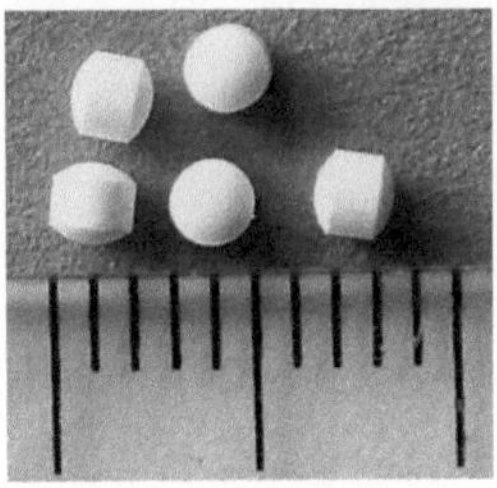

Abbildung 13: EM-ODMTs mit 2 mm Durchmesser und einer Masse von 6,25 mg

Durch Direkttablettierung auf einer Rundläufertablettenpresse wurden ODMTs einer Masse von 8 mg mit einem EM-Anteil von 25% (m/m) hergestellt (Methode 6.2.4 und 6.2.5). Sie wiesen bei einer Presskraft von ~6 kN eine Bruchkraft (Methode 6.7.9) von 7,9 ± 1,5 N und eine Friabilität (Methode 6.7.8) von 0,25 ± 0,03% auf. Der durchschnittliche EM-Gehalt betrug 1,98 mg, der AV 11,4. Wurde der EM-Anteil auf 50% erhöht, konnten ODMTs mit einem mittleren Gehalt von 3,98 mg und einem AV von 9,7 hergestellt werden. Bei der eingesetzten Presskraft von

~7 kN betrug die mittlere Bruchkraft 10,9 ± 1,9 N und die Friabilität 0,14 ± 0,06%. Eine Formulierung mit 70% EM-Anteil konnte zwar zu einwandfreien Tabletten mit einer theoretischen EM-Dosis von 4,8 mg verpresst werden, doch wurde eine ungleichmäßige Matrizenfüllung beobachtet, die auf eine unzureichende Fließfähigkeit der Pulvermischung hindeutete. Bei Schmiermittelanteilen von 2 und 3% (m/m) kam es in allen Formulierungen nach kurzer Maschinenlaufzeit zum Verkleben der konkav geformten Stempelköpfe der Tablettierwerkzeuge. Durch Erhöhung des Schmiermittelanteils auf 5% konnte dieses Problem auch bei langen Produktionsprozessen vermieden werden, ohne die mechanische Belastbarkeit der Tabletten wesentlich zu verändern. Die Bruchkraft einer mit 6 kN verpressten Formulierung mit 20% EM und 5% NaSF betrug 5,5 ± 2,6 N, die Friabilität 0,15 ± 0,01%.

Die Tablettierbarkeit bei hohen Wirkstoffbeladungen, vor allem bei hochpotenten Arzneistoffen, ermöglicht somit prinzipiell eine individuelle Dosierung durch ODMTs auch bei Erwachsenen, z.B. in der Geriatrie.

Als Alternative zur gebrauchsfertigen Hilfsstoffmischung Ludiflash® wurden in der vorliegenden Arbeit erstmals ODMTs basierend auf dem Füllstoff FlowLac® 100 entwickelt und hergestellt. Als Sprengmittel wurde das auch in Ludiflash® enthaltene Crospovidon (Kollidon® CL-SF) verwendet. Bereits ein Anteil von 2% (m/m) reichte aus, um sehr kurze Zerfallszeiten zu gewährleisten. Bei 20% EM-Anteil wurde mit einer Presskraft von 7,3 kN eine Bruchkraft von 4,3 ± 1,7 N und eine Friabilität von 0,25 ± 0,05% erreicht (Zusammensetzung vgl. Charge FL_MgS_20, Tabelle 13, S. 39). Der AV betrug 14,3. Bei Verwendung von 5% NaSF als Schmiermittel wurde eine Friabilität von 0,14 ± 0,01% gemessen.

Auch die alternative Zubereitung ermöglichte die Herstellung von ODMTs, die den Anforderungen des Europäischen Arzneibuchs hinsichtlich Gleichförmigkeit des Gehalts und Friabilität entsprachen.

3.3.3. Charakterisierung von Enalaprilmaleat und der eingesetzten Hilfsstoffe

Enalaprilmaleat wurde in kristalliner, nicht mikronisierter Qualität verwendet. Per Heliumpyknometrie wurde eine wahre Dichte (ρ_w) von 1,3033 g/cm³ gemessen (Methode 6.7.5). Der mittlere Partikeldurchmesser (d) wurde mittels Laserdiffraktometrie bestimmt und betrug 42,22 µm (Methode 6.7.3). Wie den d_{10} und d_{90} Werten (Tabelle 12) und der Verteilungssummenkurve (Abbildung 14) zu entnehmen, unterliegt die Partikelgröße einer breiten Streuung. In der elektronenmikroskopischen Aufnahme (Abbildung 14) ist die Quaderform, aber auch der drastische Größenunterschied zwischen den einzelnen Kristallen erkennbar. Für EM wurde ein ffc-Wert von 6,0 ± 0,1 (n=3) bestimmt (Methode 6.7.6), womit es nach Jenike (1964) als leicht fließend klassifiziert wird.

Tabelle 12: Partikelgrößen in ODMTs eingesetzter Substanzen, bestimmt per Laserdiffraktometrie; MW, n=3

	EM	Ludiflash®	FlowLac® 100	NaSF	MgS	Kollidon® CL-SF
d_{10} [µm]	3,95	18,55	36,73	1,74	1,26	6,37
d_{50} [µm]	42,22	66,85	113,66	11,25	5,54	16,87
d_{90} [µm]	150,16	184,06	209,30	28,32	20,43	39,11

FlowLac® 100 ist ein durch Sprühtrocknung hergestelltes α-Laktose-Monohydrat mit einer ρ_W von 1,5509 g/cm³. Die Partikel weisen die für den Herstellungsprozess typische sphärische Form auf (Abbildung 14). Die Partikelgrößenverteilung war schmal; der mittlere Partikeldurchmesser betrug 114 µm. Es wurde ein ffc-Wert von 15,4 ± 0,3 gemessen; folglich wird der Hilfsstoff als freifließend charakterisiert.

Ludiflash® ist ein über ein Sprühgranulationsverfahren hergestellter, mannitolbasierter Hilfsstoff zur Direkttablettierung schnell zerfallender Tabletten. Er enthält neben dem Sprengmittel Crospovidon (Kollidon® CL-SF) den Matrixbildner Polyvinylacetat (Kollicoat® SR 30D) und das Bindemittel Povidon (Kollidon® 30). Die ermittelte wahre Dichte betrug 1,4874 g/cm³, der mittlere Partikeldurchmesser 66,85 µm. Die Streuung der Partikelgröße war deutlich breiter, verglichen mit FlowLac® 100. Die in Form und Größe unterschiedlichen Bestandteile werden in der REM-Aufnahme erkennbar (Abbildung 14). Mit einem ffc von 10,48 ± 0,42 war auch dieser Füllstoff freifließend.

Die Partikelgrößenverteilungen der verwendeten Schmiermittel sowie des eingesetzten Sprengmittels waren bei mittleren Partikeldurchmessern von 5,54 bis 16,87 µm deutlich enger als die der anderen eingesetzten Pulver. Aus den elektronenmikroskopischen Aufnahmen in Abbildung 15 war zu erkennen, dass NaSF aus lamellar geschichteten Partikeln, Magnesiumstearat (MgS) hingegen aus porösen, sphärischen Partikeln besteht. Das Sprengmittel Kollidon® CL-SF weist eine knäulartige Struktur auf.

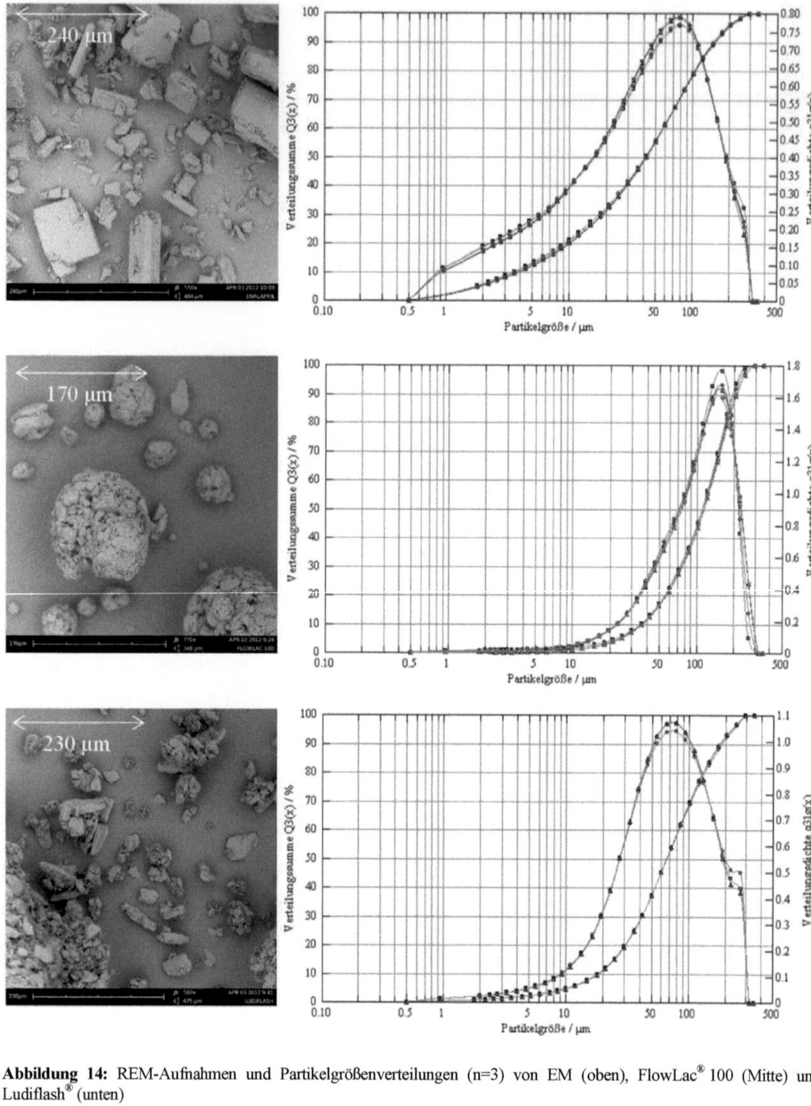

Abbildung 14: REM-Aufnahmen und Partikelgrößenverteilungen (n=3) von EM (oben), FlowLac® 100 (Mitte) und Ludiflash® (unten)

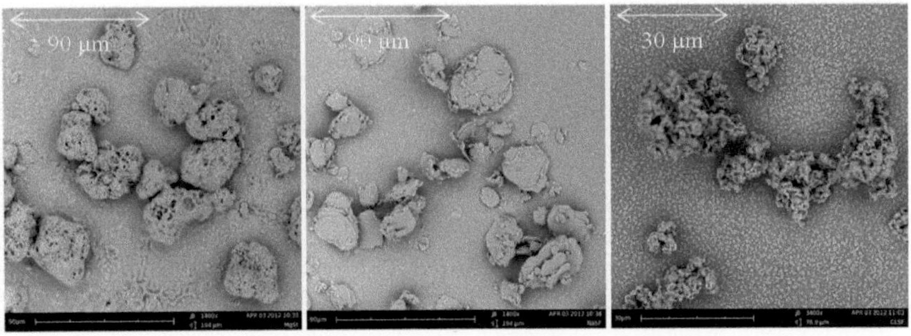

Abbildung 15: REM-Aufnahmen von MgS (links), NaSF (Mitte) und Kollidon® CL-SF (rechts)

3.3.4. Versuchsplan zur ODMT-Entwicklung

Aus den Vorversuchen waren mögliche Ausgangszubereitungen für ODMTs bekannt. Diese sollten mit Hinblick auf die Produktmerkmale Bruchfestigkeit, Zerfallszeit, Wirkstoffstabilität sowie Streuung von Tablettenmasse und Wirkstoffgehalt optimiert werden. Dazu wurde ein vollfaktorieller 2^2 Versuchsplan mit den qualitativen Faktoren Füllstoff (Ludiflash® oder FlowLac® 100) und Schmiermittel (NaSF oder MgS) erstellt (Methode 6.2.3). Der Versuchsplan wurde zusätzlich um den auf drei Niveaus variierten, quantitativen Faktor EM-Gehalt (0,25, 0,50, 1,25 mg entsprechend 4, 8, 20% der ODMT-Masse) erweitert.

Tabelle 13: Prozentuale Zusammensetzung (m/m) der Formulierungen

	FlowLac®100	Ludiflash®	Kollidon® CL-SF	MgS	NaSF	EM
FL_MgS_4	89		2	5		4
FL_MgS_8	85		2	5		8
FL_MgS_20	73		2	5		20
FL_NaSF_4	89		2		5	4
FL_NaSF_8	85		2		5	8
FL_NaSF_20	73		2		5	20
Lud_MgS_4		91		5		4
Lud_MgS_8		87		5		8
Lud_MgS_20		75		5		20
Lud_NaSF_4		91			5	4
Lud_NaSF_8		87			5	8
Lud_NaSF_20		75			5	20

Tabelle 13 zeigt die Zusammensetzung aller untersuchten ODMT-Zubereitungen. Sie wurden nach dem Mischprozess auf einer instrumentierten Rundläuferpresse bei 6 kN zu bikonvexen

ODMTs mit 2 mm Durchmesser und einem Sollgewicht von 6,25 mg verpresst (Methode 6.2.4 und 6.2.5).

Die Rückregression des erweiterten Versuchsplans zeigte, dass der EM-Gehalt keinen signifikanten Einfluss auf die Antwortgrößen hatte. Er wurde daher in einem vereinfachten Modell als 2^2 Versuchsplan ausgewertet.

Die Qualität der statistischen Modelle wird durch die in Tabelle 14 angegebenen Größen beschrieben. Q^2 ist ein Maß für den durch das Modell vorhergesagten Anteil an der Streuung der Antwortvariablen. In einem perfekten Modell ist Q^2=1; eine gute Beschreibung durch das Modell erfordert Werte > 0,5. Auch das Bestimmtheitsmaß R^2 der linearen Regression beträgt im Idealfall 1 und sollte > 0,5 sein. Der Anpassungsfehler des Modells (*lack of fit*) entspricht dem nicht durch zufällige Streuung verursachten Anteil der Differenz zwischen dem Messwert und dem durch das Modell vorhergesagten Wert. Die Reproduzierbarkeit beschreibt die Differenz aus der Varianz aller Antworten und der Varianz einer Antwort bei Wiederholung unter gleichen Bedingungen, bezogen auf die Varianz aller Antworten. Sie ist in einem perfekten Modell ebenfalls 1 und sollte > 0,5 sein. Demnach weisen nur die Modelle zur *tensile strength*, Zerfallszeit und Stabilität bei 40 °C eine ausreichende Qualität auf.

Tabelle 14: Kenngrößen zur Beschreibung der Qualität der statistischen Modelle; $s_{rel\ m}$: relative Standardabweichung der ODMT-Masse; s_{EM}: relative Standardabweichung des EM-Gehalts

	tensile strength	Zerfallszeit	Stabilität 25 °C	Stabilität 40 °C	$s_{rel\ m}$	s_{EM}
Q^2	0,877	0,830	-0,118	0,504	-0,068	-0,342
R^2	0,931	0,904	0,371	0,721	0,399	0,245
Lack of fit	0,314	-0,143	-0,189	0,423	0,996	0,761
Reproduzierbarkeit	0,940	0,945	0,653	0,732	0,174	0,061

3.3.4.1. Bruchfestigkeit (tensile strength)

Die Bruchkraft von 20 Proben pro Versuch wurde mit dem Texture-Analyser gemessen (Methode 6.7.9). Als eine auf Tablettendurchmesser und -dicke normierte Vergleichsgröße findet sich in der Literatur häufig die Angabe der *tensile strength*, definiert nach Fell und Newton (1970) (Gleichung 2).

$$\sigma = \frac{2 * F}{\pi * d * t}$$

Gleichung 2: Berechnung der *tensile strength* (σ) [N/mm²] aus der Bruchkraft (F) [N], dem Tablettendurchmesser (d) [mm] und der Tablettendicke (t) [mm]

Obwohl ursprünglich für biplane Tabletten entwickelt, wird die Anwendung von Gleichung 2 auf bikonvexe Mini-Tabletten in der Literatur gerechtfertigt (Lennartz und Mielck, 1998; Tissen *et al.*, 2011). Daher zeigt Tabelle 15 die berechnete *tensile strength* ergänzend zur gemessenen Bruchkraft. Die Dimensionen der ODMTs wurden mittels Bildanalyse bestimmt (Methode 6.7.7).

Tabelle 150: Bruchkraft (F) (MW ± s; n=20) und aus dem Mittelwert berechnete *tensile strength* (σ)

	F [N]	± s [N]	σ [N/mm²]
FL_MgS_4	2,84	0,64	0,48
FL_MgS_8	3,33	0,72	0,57
FL_MgS_20	3,54	0,59	0,61
FL_NaSF_4	3,22	0,80	0,55
FL_NaSF_8	3,28	0,68	0,56
FL_NaSF_20	4,13	1,03	0,71
Lud_MgS_4	5,19	0,97	0,89
Lud_MgS_8	6,00	0,74	1,02
Lud_MgS_20	5,56	1,41	0,97
Lud_NaSF_4	7,49	1,27	1,23
Lud_NaSF_8	6,85	1,20	1,15
Lud_NaSF_20	6,80	1,47	1,15

Für laktosebasierte Mischungen wurde eine Zunahme der Bruchfestigkeit mit steigendem EM-Gehalt gemessen. Dieser Effekt war statistisch nicht signifikant (α=0,05) und wurde in Ludiflash® ODMTs nicht beobachtet. Die Formulierung Lud_NaSF zeigte einen entgegengesetzten Zusammenhang. Dies sprach für eine Komprimabilität der Reihung FlowLac® 100 < EM < Ludiflash®.

Die durchschnittliche *tensile strength* (n=3) der Chargen Lud_MgS (0,96 N/mm²) und Lud_NaSF (1,18 N/mm²) war fast doppelt so hoch verglichen mit FL_MgS (0,55 N/mm²) und FL_NaSF (0,61 N/mm²). Wie dem Koeffizienten-Plot (Abbildung 16) zu entnehmen, wurde die *tensile strength* hauptsächlich vom Füllstoff beeinflusst. Der Einfluss des Schmiermittels war statistisch signifikant, der beobachtete Effekt allerdings, aufgrund des geringen Anteils in der Zubereitung, nur gering.

Eine möglichst hohe mechanische Belastbarkeit der ODMTs konnte mit einer Kombination aus Ludiflash® und NaSF erzielt werden.

3.3.4.2. Zerfallszeit

Mit einem speziell entwickelten Messverfahren (Kapitel 3.6) wurde die Zerfallszeit der ODMTs bestimmt (Methode 6.7.11). Bis auf eine Ausnahme lagen die Zerfallszeiten unter 10 s. Somit erfüllten alle Formulierungen die Vorgabe der Ph. Eur., die einen Zerfall innerhalb von 3 min fordert. Auch die von der US-amerikanischen Zulassungsbehörde (*Food and Drug Administration* – FDA) für orodispersible Tabletten empfohlene, maximale Zerfallszeit von 30 s wurde deutlich unterschritten (FDA, 2008).

Tabelle 16: Mittelwert der Zerfallszeit (t) ± s; n=5

	t [s]	± s [s]
FL_MgS_4	3,21	0,41
FL_MgS_8	2,74	0,19
FL_MgS_20	3,30	0,80
FL_NaSF_4	1,94	0,26
FL_NaSF_8	1,67	0,22
FL_NaSF_20	1,83	0,58
Lud_MgS_4	8,99	1,33
Lud_MgS_8	10,45	2,78
Lud_MgS_20	8,64	2,48
Lud_NaSF_4	6,49	1,22
Lud_NaSF_8	4,89	0,71
Lud_NaSF_20	4,60	0,41

Der Füllstoff stellte den Haupteinflussfaktor auf die Zerfallszeit der ODMTs dar. Die mittleren Zerfallszeiten der Chargen FL_MgS (3,08 s) und FL_NaSF (1,81 s) waren signifikant (α=0,05) kürzer als jene der Chargen Lud_MgS (9,36 s) und Lud_NaSF (5,33 s). Verglichen mit NaSF verlängerte MgS die Zerfallszeiten signifikant.

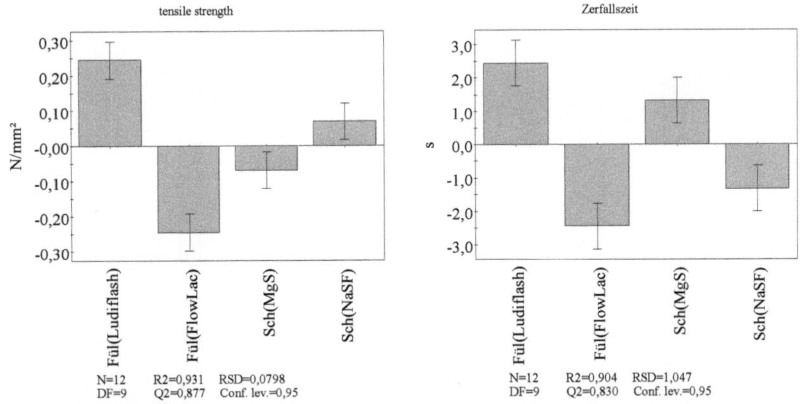

Abbildung 16: Koeffizienten-Plots der Faktoren Füllstoff (Fül) und Schmiermittel (Sch) für die Zielgrößen *tensile strength* (links) und Zerfallszeit (rechts)

Durch die Verwendung des Füllstoffs FlowLac® 100 in Kombination mit dem Schmiermittel NaSF ließ sich das Ziel eines möglichst schnellen Zerfalls in der Mundhöhle am besten erreichen.

3.3.4.3. Stabilität

Die Stabilität aller Chargen wurde bei 25 °C und 58% rF, sowie bei 45 °C und 75% rF untersucht. Die ODMTs wurden bei 25 °C offen gelagert, um die Gebrauchsstabilität zu simulieren. Bei 45 °C wurde entsprechend der ICH Richtlinie Q1A (ICH, 2003) die Lagerstabilität in einem Primärpackmittel untersucht (Methode 6.1.1 und 6.1.2). Der EM-Gehalt der Proben wurde zu Beginn der Lagerung und nach 6 Monaten bestimmt (Methode 6.7.1).

Die Balkendiagramme in Abbildung 17 zeigen den prozentualen EM-Gehalt aller Chargen, normiert auf den Ausgangswert zum Zeitpunkt t=0 (100% ± s). Der Gehalt der Zubereitungen Lud_NaSF blieb bei 25 °C unverändert, während in Chargen der Zusammensetzung Lud_MgS und FL_MgS ca. 4% Wirkstoffverlust festgestellt wurden. Deutlich weniger EM wurde in ODMTs mit FL_NaSF wiedergefunden. Die Qualität des Modells ermöglicht keine zuverlässige Aussage über den Einfluss von Füllstoff und Schmiermittel auf die Wirkstoffstabilität bei 25 °C (Abbildung 18).

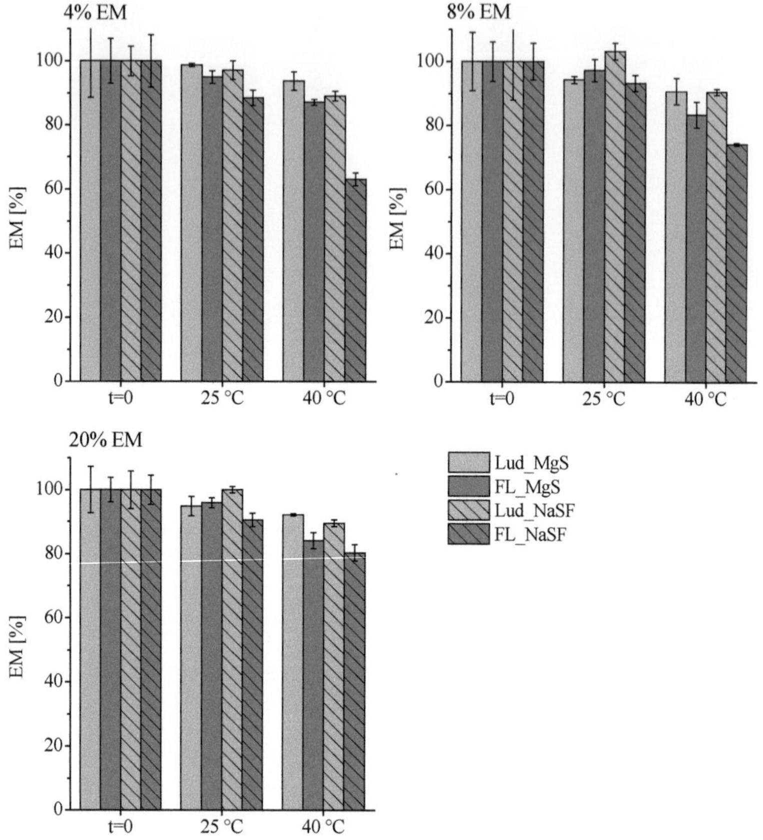

Abbildung 17: EM-Gehalt [%] ± s zu Beginn (t=0) sowie nach 6 Monaten bei 25 °C, 58% rF (offen) und bei 40 °C, 75% rF (Alu-Sachets); n=10 (t=0); n=3 (6 Monate)

Nach Lagerung bei 40 °C hatte sich der Gehalt in allen Chargen signifikant reduziert. Der größte Wirkstoffverlust wurde bei allen EM-Anteilen in FlowLac® 100-basierten ODMTs beobachtet. Wie schon bei 25 °C Lagerungstemperatur, führte die Kombination aus FlowLac® 100 und NaSF zu besonders hohem Wirkstoffverlust. Auffallend war der Zusammenhang in dieser Formulierung zwischen EM-Anteil und Restgehalt nach Lagerung (63,13, 74,23 und 80,38% bei 4, 8 und 20% EM-Anteil). In den Ludiflash® Zubereitungen war der Effekt des Schmiermittels weniger stark ausgeprägt, doch verringerte auch hier NaSF die Stabilität. Diese Beobachtungen konnten durch das statistische Modell bestätigt werden (Abbildung 18). Der durchschnittliche Gehalt der Chargen Lud_MgS und Lud_NaSF betrug 92,24% und 89,73%.

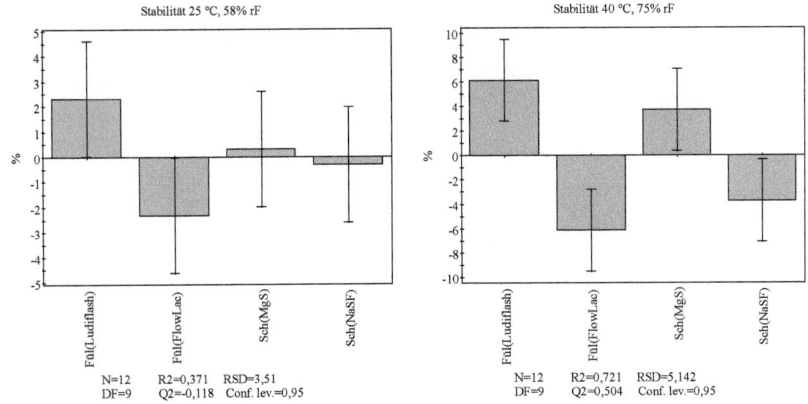

Abbildung 18: Koeffizienten-Plots der Faktoren Füllstoff (Fül) und Schmiermittel (Sch) für die Zielgrößen Stabilität bei 25 °C (links) und 40 °C (rechts).

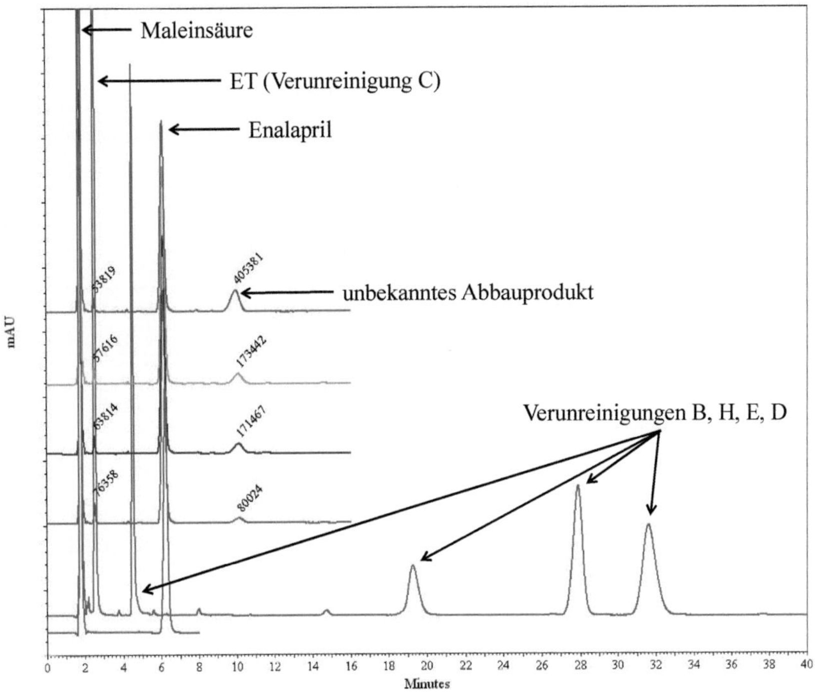

Abbildung 19: Exemplarische Chromatogramme der ODMTs mit 8% EM-Anteil nach 6 Monaten Lagerung bei 40 °C/75% rF (grün, violett) und der chemische Referenzsubstanzen (grau); Angabe der Signalflächen [mAU*min] des unbekannten Abbauprodukts und ET; Lud_MgS; Lud_NaSF; FL_MgS; FL_NaSF

Abbildung 19 zeigt exemplarisch die Chromatogramme der Chargen mit 8% EM-Anteil nach Lagerung bei 40 °C. Es wurde ein unbekanntes Abbauprodukt bei einer Retentionszeit von 10,1 min beobachtet, welches weder den als chemischen Referenzsubstanzen (CRS) verfügbaren Verunreinigungen gemäß Ph. Eur., noch dem in Lösungen aufgetretenen Abbauprodukt DKP (Abschnitt 3.2.4) zugeordnet werden konnte. In Zubereitungen mit FlowLac® 100 und NaSF trat es im mit Abstand größten Umfang auf. Vergleicht man die Ergebnisse aus Abbildung 17 und Abbildung 19, so ist zu erkennen, dass bei geringerem verbliebenen EM-Gehalt größere Signalflächen des unbekannten Abbauprodukts und weniger ET detektiert wurden. Dies könnte darauf hindeuten, dass das Abbauprodukt nicht direkt aus EM, sondern durch Umwandlung des zuerst gebildeten ET entsteht, vergleichbar der in Abschnitt 3.2.4 geschilderten Bildung von DKP.

Die Hydrolysereaktion von EM zu ET ist stark pH abhängig (Abschnitt 3.2.4). Die pH-Messung einer Suspension von 5 ODMTs in 10 ml Wasser ergab einen leicht höheren pH in Chargen mit MgS (pH~3,85) verglichen zu Chargen mit NaSF (pH~3,62). Der Unterschied ist gering, würde aber für eine höhere Stabilität bei Verwendung von NaSF sprechen.

Zur Klärung der Stabilitätsunterschiede wurde die dynamische Wasserdampfsorption der eingesetzten Hilfsstoffe und, als Beispiel für die ODMT-Zubereitungen, der Chargen mit 8% EM-Gehalt gemessen (Methode 6.7.13). Tabelle 17 zeigt die maximale relative Massenänderung der untersuchten ODMTs.

Tabelle 17: Relative Massenänderung (*d*m) [%] der Chargen mit 8% EM-Gehalt; 0-90% rF; n=1

	Lud_MgS	**FL_MgS**	**Lud_NaSF**	**FL_NaSF**
***d*m [%]**	2,898	1,248	3,208	1,361

Die Wasserdampfsorption der ODMTs mit Ludiflash® war größer als die mit FlowLac® 100, was durch den unterschiedlich hohen Sprengmittelanteil in den Formulierungen erklärbar ist. Kollidon® CL-SF zeigte die mit Abstand größte Wasserdampfsorption (*d*m=34,4%). Es ist zu 5% in Ludiflash® (3,75-4,55% in den ODMTs) und zu 2% in den FlowLac® 100 Formulierungen enthalten. Die Verwendung des hydrophileren Schmiermittels NaSF führte ebenfalls zu höheren relativen Massenänderungen als die Verwendung von MgS, wenngleich der Effekt gering war.

Es ergibt sich zunächst ein scheinbarer Widerspruch, da die Stabilität in Formulierungen mit höherer Wasseraufnahme größer ist. Die bei 40 °C gelagerten Proben waren in Aluminium-Sachets eingeschweißt, die neben den Proben eine ähnlich große Luft- und somit Feuchtigkeitsmenge miteinschlossen. In diesem mit einem Hygrostat vergleichbaren System konnte der höhere Sprengmittelanteil in den Ludiflash® Zubereitungen mehr Wasser binden, so dass weniger Wassermoleküle zur EM-Esterhydrolyse zur Verfügung standen. Bei offener Lagerung bei 25 °C/ 58% rF konnte durch das Sprengmittel kein Mikroklima geschaffen werden, was den ähnlichen EM-Abbau in ODMTs der Zusammensetzung Lud_MgS und FL_MgS erklärt.

Für EM sind zahlreiche Inkompatibilitäten mit Tablettierhilfsstoffen beschrieben. Gestützt auf thermoanalytische Verfahren (DTA, DSC) wurden Inkompatibilitäten mit Hilfsstoffen wie MgS, kolloidalem Siliziumdioxid und mikrokristalliner Cellulose (MCC) berichtet (Cotton *et al.*, 1987; Bharate *et al.*, 2010; Rezende *et al.*, 2008). EM zeigte eine höhere Stabilität bei Verwendung sprühgetrockneter Laktose als Füllstoff, verglichen mit MCC oder Dicalciumphosphat (Devi und Babu, 2000). Die stabilitätsmindernde Wirkung von MgS konnte durch Zugabe von β-Cyclodextrin (β-CD) im Verhältnis 1:1:1 (EM:MgS:β-CD) zur physikalischen Mischung reduziert werden (Zoppi *et al.*, 2011). Nach 6 Monaten Lagerung bei 40 °C/75% rF waren 91,8% EM erhalten (82,1% ohne β-CD).

Die beobachtete Inkompatibilität von EM in Kombination mit FlowLac® 100 und NaSF wurde bislang nicht beschrieben. Da der EM-Anteil in der Mischung die Stabilität zu beeinflussen scheint, kann FlowLac® 100 als einziger Reaktionspartner für die Zersetzung ausgeschlossen werden, schließlich ist es stets im Überschuss vorhanden. Die Anteile an NaSF und Crospovidon sind hingegen konstant (5% bzw. 2%) und bei einem EM-Anteil von 4% zu ungefähr gleichem Anteil, bei 20% EM nur noch im Unterschuss vorhanden. Die Klärung der beobachteten Instabilitäten sowie der Identität des unbekannten Abbauprodukts bedürfen weiterer Untersuchungen.

In einer Studie zur EM-Stabilität in neun Handelspräparaten (Lima *et al.*, 2008) wurde nach 180 Tagen Lagerung bei 40 °C/75% rF in vier Produkten weniger als 70% des Wirkstoffs, in einem 80,2%, und in weiteren vier Präparaten ein Gehalt zwischen 89,1 und 92,8% gefunden.

Die Wirkstoffstabilität in ODMT-Formulierungen mit Ludiflash® war mit der höchsten von Lima *et al.* in Handelspräparaten gemessenen Stabilität vergleichbar. Anders als in der Literatur beschrieben, wirkte sich MgS nicht negativ auf die Stabilität von EM aus. Ein Vorteil durch Zugabe eines Cyclodextrins ist nicht zu erwarten.

3.3.4.4. Gleichförmigkeit des Gehalts und der Masse

Im Zuge der Stabilitätsprüfung wurde in zehn Stichproben jeder Charge die Tablettenmasse und der Einzelgehalt zum Zeitpunkt t=0 bestimmt (Methode 6.7.1). Mit steigendem Wirkstoffanteil sank der Akzeptanzwert (AV), mit Ausnahme der Zubereitungen mit Ludiflash® und NaSF

(Tabelle 18). Bei 4% EM-Anteil entsprach eine von vier Chargen den Vorgaben der Ph. Eur., bei 8% EM-Anteil waren es zwei von vier, bei 20% EM-Anteil drei von vier. Dies bestätigt Beobachtungen aus Vorversuchen, die in niedrigdosierten ODMTs höhere Gehaltsstreuungen fanden. Es wurde kein statistisch signifikanter Einfluss der Faktoren Füllstoff, Schmiermittel oder EM-Anteil auf die Streuung des EM-Gehalts beobachtet.

In fünf von sechs Fällen ist die relative Standardabweichung der Masse bei Ludiflash® ODMTs größer als bei FlowLac® 100 ODMTs (Tabelle 18). Grund hierfür dürfte die bessere Fließfähigkeit und engere Partikelgrößenverteilung von FlowLac® 100 sein (Abschnitt 3.3.3), die eine gleichmäßigere Matritzenbefüllung begünstigt.

Tabelle 18 zeigt das Bestimmtheitsmaß bei Korrelation von Tablettenmasse und EM-Gehalt. Es bestand kein Zusammenhang, was entweder Ursache unzureichender Mischung oder Segregation beim Tablettierprozess sein könnte.

Tabelle 18: Variationskoeffizient der Tablettenmasse ($s_{rel\ m}$), Standardabweichung des prozentualen EM-Gehalts (s_{EM}), Akzeptanzwert (AV) und Bestimmtheitsmaß (R^2) bei Korrelation von Tablettenmasse und Gehalt; n=10

	$s_{rel\ m}$ [%]	s_{EM} [%]	AV	R^2
FL_MgS_4	0,96	7,12	18,8	<0,100
FL_MgS_8	1,07	6,12	14,7	<0,100
FL_MgS_20	0,57	3,78	9,1	0,531
FL_NaSF_4	0,85	8,61	24,6	<0,100
FL_NaSF_8	0,94	5,76	14,0	<0,100
FL_NaSF_20	0,68	4,72	13,0	<0,100
Lud_MgS_4	1,64	10,97	28,3	0,765
Lud_MgS_8	1,04	9,64	27,9	<0,100
Lud_MgS_20	1,01	7,28	17,6	0,490
Lud_NaSF_4	1,46	4,69	11,7	<0,100
Lud_NaSF_8	1,20	11,59	30,1	<0,100
Lud_NaSF_20	0,88	5,87	14,1	<0,100

3.3.5. Weitere Untersuchungen

3.3.5.1. Arzneistofffreisetzung

Abbildung 21 zeigt exemplarische Freisetzungskurven von ODMTs der Chargen FL_NaSF_8 und Lud_NaSF_8, die UV-spektroskopisch mit einem faseroptischen Sondensystem aufgenommen wurden (Methode 6.7.10). Die Freisetzung begann bei Lud_NaSF_8 erst nach ca.

8 s und damit deutlich später, als anhand der nach Methode 6.7.11 gemessene Zerfallszeit (Tabelle 16) zu erwarten war. Trotz der hohen Drehzahl des Blattrührers (100 min^{-1}) war die mechanische Belastung für einen schnellen Zerfall der Ludiflash® ODMTs zu gering; es kam zunächst zur Quellung. Die ODMTs zerfielen danach zu größeren, flockigen Partikeln (Abbildung 20).

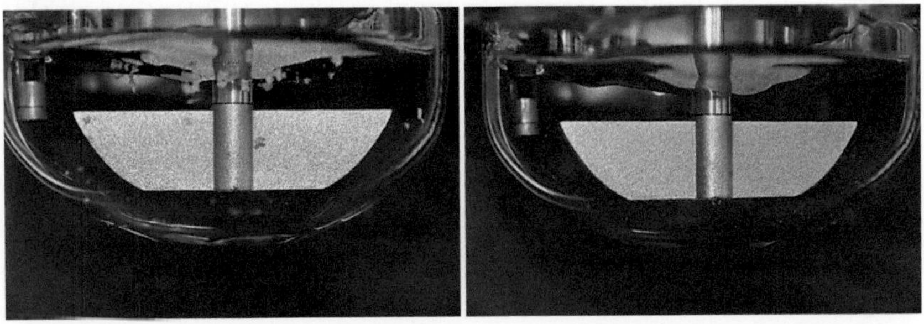

Abbildung 20: Zerfallene ODMTs in der Freisetzungsapparatur; Lud_NaSF_8 (links) und FL_NaSF_8 (rechts)

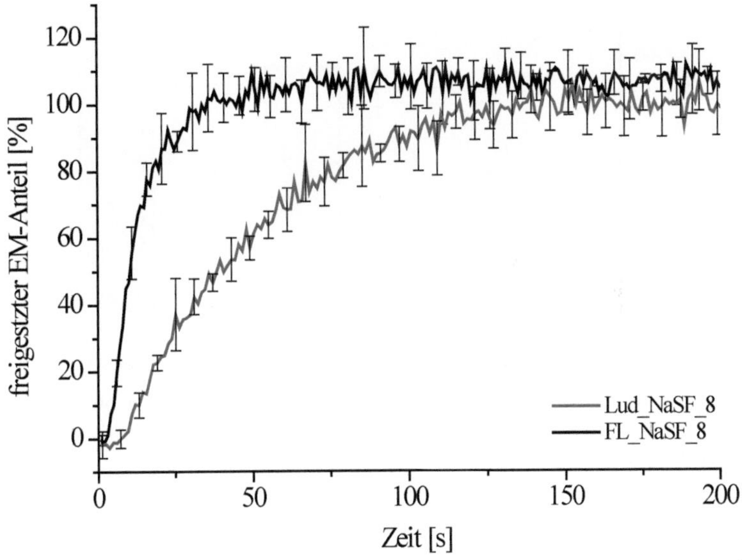

Abbildung 21: Freisetzungsprofile der Chargen Lud_NaSF_8 und FL_NaSF_8; je 5 ODMTs pro Messung; 200 g Wasser, 36 °C, Blattrührer 100 U/min; MW ± s; n=3

Nach ca. 75 s sind 80% der EM-Dosis freigesetzt. Da die FlowLac® 100 Formulierung keine zusätzlichen Bindemittel oder Matrixbildner enthielt, wurde EM schneller freigesetzt.

Freisetzungsbeginn und gemessene Zerfallszeit stimmten überein. Bereits nach 22 s waren 80% des Wirkstoffs freigesetzt. Die unlöslichen Anteile lagen fein dispergiert vor (Abbildung 20).

3.3.5.2. Geschmacksmaskierung

Bei orodispersiblen Tabletten, insbesondere zur Anwendung in der Pädiatrie, hat der Geschmack entscheidenden Einfluss auf die Akzeptanz der Arzneiform (Matsui, 2007). Der Geschmack EM-haltiger ODMTs hätte *in vivo* aus ethischen Gründen nur in Form einer klinischen Studie untersucht werden können. Im Selbstversuch wurde der Geschmack als akzeptabel, schwach sauer mit leicht metallischem Nachgeschmack beschrieben. Er lässt sich durch gleichzeitige Applikation der ODMT mit Nahrung überdecken. In einer Formulierung mit 4% EM konnte der Geschmack durch Zugabe von 0,25% des Süßstoffs Sucralose (Trichlorsaccharose) vollständig überdeckt werden, ohne die mechanischen Eigenschaften der Tabletten zu verändern. Die Möglichkeit der sensorgestützten, potentiometrischen Geschmacksmessung mit einer elektronischen Zunge konnte für EM gezeigt werden (Methode 6.7.11).

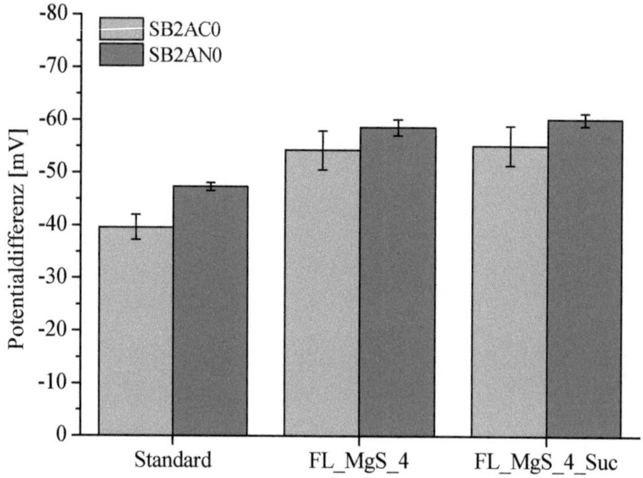

Abbildung 22: Potentialdifferenzen an den Bittersensoren SB2AC0 und SB2AN0 für EM-Standard und ODMTs ohne und mit Sucralose; MW ± s, n=4

Abbildung 22 zeigt die Sensorantworten der Bittersensoren SB2AC0 und SB2AN0 auf einen EM-Standard (0,012 mg/ml), eine Lösung aus sucralosefreien ODMTs und eine Lösung aus ODMTs mit 0,25% Sucralosezusatz (beide 0,010 mg/ml EM). Trotz minimal höherer EM-Konzentration in der Standardlösung war das Messsignal der aus ODMTs hergestellten Proben größer, was auf Ionen aus der Tablettenmatrix zurückgeführt wurde. Sucralose hatte, da nicht ionisch, keinen Einfluss auf das Sensorsignal. Für eine Zuordnung von Sensorantwort und Geschmack, wie er vom Menschen wahrgenommen wird, ist eine *in vivo* Studie nötig. Erst dann kann durch Vergleich der Messwerte gut und schlecht schmeckender Formulierungen eine Geschmacksmaskierung *in vitro* entwickelt werden.

3.3.6. Zusammenfassung

Die im Vordergrund stehende Eigenschaft orodispersibler Tabletten ist die Zerfallszeit. Sie war in Mini-Tabletten mit den Hilfsstoffen FlowLac® 100 und NaSF am kürzesten, unabhängig vom EM-Anteil. NaSF führte dabei gleichzeitig zu höheren Bruchkräften als MgS. Die geringere Massen- und Gehaltsstreuung sowie eine schnellere Freisetzung sprachen für die Verwendung von FlowLac® 100. Die bei der Stabilitätsprüfung beobachtete, bislang unbekannte Inkompatibilität von EM in Kombination mit FlowLac® 100 und NaSF schließen jedoch die Nutzung der beschriebenen Vorteile in einem Fertigarzneimittel aus. Die Verwendung von Ludiflash® und NaSF gewährleistet eine ausreichende Wirkstoffstabilität bei relativ kurzen Zerfallszeiten. Die hohe Gehaltsstreuung, speziell in niedrigdosierten ODMTs, erfordert Maßnahmen zur Verbesserung der Gleichförmigkeit des Gehalts. Eine Geschmacksmaskierung ist bei EM nicht zwingend erforderlich, bei Bedarf aber einfach umzusetzen. Sie kann unter bestimmten Voraussetzungen mit einer elektronischen Zunge untersucht werden.

3.4. Optimierung der Gleichförmigkeit des Gehalts niedrigdosierter orodispersibler Mini-Tabletten

3.4.1. Gleichförmigkeit des Gehalts – Theoretischer Hintergrund

Die Gleichförmigkeit des Gehalts niedrigdosierter Tabletten ist häufig eine Herausforderung, besonders wenn die Tabletten per Direkttablettierung hergestellt werden sollen. Sie wird von der Partikelgröße des Arzneistoffs (Zhang und Johnson, 1997; Yalkowsky und Bolton, 1990), aber auch von dessen Anteil an der Mischung sowie dem mittleren Arzneistoffgehalt in der Stichprobe (Egermann und Pichler, 1988) beeinflusst. Zwar kann ein Mischvorgang validiert werden, doch ist bereits der Probenzug aus der Pulvermischung fehleranfällig (Carstensen und Dali, 1996). Auch garantiert ein zufriedenstellender, validierter Mischprozess nicht die Gleichförmigkeit des Gehalts in der finalen Arzneiform, da sich Entmischungsprozesse, z.B. während der Tablettierung, nicht vorhersagen lassen. Bei Berücksichtigung bestimmter Eigenschaften der Komponenten einer Mischung lässt sich der im Idealfall zu erreichende Variationskoeffizient in einer Zufallsmischung berechnen.

Für binäre Zufallsmischungen von X (Arzneistoff) und Y (Hilfsstoff) werden im Wesentlichen zwei Modelle zur Beschreibung des Variationskoeffizienten von X in einer Stichprobe angewandt. Gilt für die Partikelgröße $d_X < d_Y$ und ist der Volumenanteil von X < 10%, kann die relative Standardabweichung nach der von Johnson (1973) entwickelten und von Egermann (1985) erweiterten Gleichung 3 berechnet werden.

$$s_{rel\,(X)\%} = 100\sqrt{\frac{\overline{m}_X}{G}}$$

Gleichung 3: Johnson-Egermann-Gleichung zur Berechnung der relativen Standardabweichung des Wirkstoffgehalts ($s_{rel\,(X)\%}$) in einer Stichprobe; $\overline{m}_X$: mittlere Partikelmasse des Wirkstoffs [mg]; G: mittlerer Arzneistoffgehalt der Probe [mg]

Es gilt die Annahme, dass das Probenvolumen allein durch den Hilfsstoff bestimmt wird und der Arzneistoff einer Poisson-Verteilung unterliegt. Die Größe der Stichprobe geht in die Berechnung nicht mit ein.

Die Stichprobengröße und der Arzneistoffanteil werden in der Stange-Poole-Gleichung (Gleichung 4) berücksichtigt. Sie basiert auf einer von Stange entwickelten Gleichung, die von Poole modifiziert wurde, und geht von einer Binominalverteilung aus (Stange, 1953; Poole *et al.*, 1964). Mit Abnahme von Wirkstoffgehalt und Tablettengröße steigt die relative Standardabweichung des Gehalts innerhalb einzelner Proben.

$$s_{rel\,(X)\%} = \frac{100}{x} * \sqrt{\frac{x * y * (\overline{m}_X * y + \overline{m}_Y * x)}{M}}$$

Gleichung 4: Stange-Poole-Gleichung zur Berechnung der relativen Standardabweichung des Wirkstoffgehalts ($s_{rel\,(x)\%}$) in einer Stichprobe; x,y: mittlere relative Massenanteile (x=1-y) von X und Y in der Mischung; $\overline{m}_X, \overline{m}_Y$: mittlere Partikelmasse von X und Y [mg]; M: mittlere Probenmasse (Tablettenmasse) [mg]

Zur Veranschaulichung ist in den Konturgraphen in Abbildung 23 der im Idealfall zu erreichende Variationskoeffizient in Abhängigkeit von Tablettenmasse und EM-Gehalt dargestellt. Die Kombination aus niedriger Dosis und kleiner Tablettenmasse führt demzufolge zu deutlich höheren Gehaltsschwankungen im Produkt.

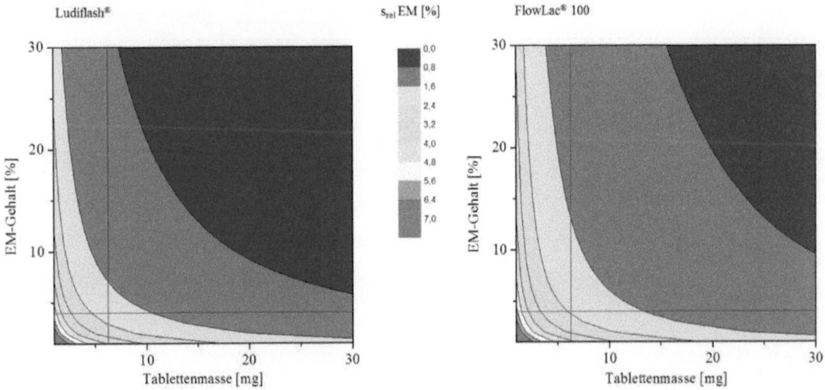

Abbildung 23: Konturgraphen der nach Stange-Poole-Gleichung berechneten EM-Variationskoeffizienten in Abhängigkeit von Tablettenmasse und Wirkstoffanteil, berechnet für die Hilfsstoffe Ludiflash® (links) und FlowLac® 100 (rechts); Beispielhaft sind die Tablettenmasse von 6,25 mg und der EM-Gehalt von 4% durch rote Linien markiert.

Die Darstellung erfolgte unter Annahme zahlreicher Vereinfachungen. So werden in der vorliegenden Arbeit nicht binäre, sondern mindestens aus drei Komponenten bestehende Systeme untersucht. Zur Berechnung der mittleren Partikelmasse wurden, entsprechend den REM-Aufnahmen aus Abbildung 14 (S. 38), kugelförmige Partikel für FlowLac® 100 und kubische Partikel für Ludiflash® und EM angenommen. Da nur die mittlere Partikelmasse in die Berechnung eingeht, bleibt die Partikelgrößenverteilung unberücksichtigt.

Liegt der mittlere Gehalt der Stichprobe zwischen 98,5 und 101,5% des deklarierten Gehalts, darf die Standardabweichung maximal 6,25% (7,50% für n=30) betragen, um die Anforderungen der Ph. Eur.-Monographie 2.9.40 zu erfüllen. Bezogen auf ODMTs mit einer Masse von 6,25 mg und einer EM-Dosis von 0,25 mg (4%) bedeutet das eine Standardabweichung des Gehalts von maximal 15,6 µg (18,75 µg für n=30).

3.4.1.1. Verfahren zur Optimierung der Gleichförmigkeit des Gehalts

Es bestehen verschiedene Möglichkeiten zur Optimierung der Wirkstoffverteilung bei niedrigdosierten Arzneiformen. Soll ein Direkttablettierverfahren durchgeführt werden, ist die Herstellung einer interaktiven Mischung eine Möglichkeit zur Verbesserung der Mischungsgüte. Erreichen lässt sich dies durch Verkleinern der Wirkstoffpartikel, z.B. durch Mikronisation, vorausgesetzt, es erhöht sich dadurch nicht die Aggregationsneigung der Wirkstoffpartikel (Zhang und Johnson, 1997). Vorgeschlagen, aber umstritten, ist der Nutzen eines Stufenmischverfahrens (Venables und Wells, 2001). Durch sukzessive Zugabe des Füllstoffs zur Mischung mit hohem Wirkstoffanteil wird diese auf die gewünschte Zielkonzentration verdünnt. Entmischung, wie sie durch Maschinenvibrationen im weiteren Herstellungsverlauf auftreten kann, lässt sich durch ein Stufenmischverfahren nicht verhindern. Kann ein zusätzlicher Prozessschritt implementiert werden, sind Trocken- oder Feuchtgranulationsverfahren erprobte Methoden zur Verbesserung der Gleichförmigkeit des Gehalts. Die Verbesserung der Gleichförmigkeit des Gehalts durch Imprägnierung der Hilfsstoffe mit einer wirkstoffhaltigen Lösung wurde für mehrere Arzneistoffe demonstriert (Franc *et al.*, 2011). Im Folgenden sollte überprüft werden, ob unter Beibehaltung der gegebenen Wirkstoffqualität durch pharmazeutisch-technologische Verfahren die erforderliche Gleichförmigkeit des Gehalts von EM in niedrigdosierten ODMTs (0,25 mg EM) erreicht werden kann.

3.4.2. Feuchtgranulierung

Die Granulierung des Hilfsstoffs mit einer EM-Lösung sollte in einer homogenen Wirkstoffverteilung resultieren und dadurch eine geringe Gehaltsstreuung im Produkt sicherstellen. FlowLac® 100 wurde mit einer ethanolischen EM-Lösung granuliert (Methode 6.2.6) und das Granulat nach Trocknen und Mischen mit Schmier- und Sprengmittel zu ODMTs verpresst (Charge FL_FG). Die Verwendung der ethanolischen Wirkstofflösung anstelle einer wässrigen ermöglichte eine höhere EM-Konzentration (Abschnitt 3.2.1) und kürzere Trocknungszeiten. Außerdem sollte die wasserbedingte Hydrolyse weitgehend vermieden werden. Ludiflash® enthält bereits ein Sprengmittel und wurde daher nicht für die Feuchtgranulation verwendet. Die Restfeuchte des Granulats wurde per IR-Waage bestimmt (Methode 6.7.14) und betrug 0,90 %.

Eine Stichprobe von 10 ODMTs wurde auf Gleichförmigkeit von Masse und Gehalt untersucht (Methode 6.7.1). Die Standardabweichung der Masse betrug 1,11% und war mit der bei Direkttablettierung beobachteten Massenstreuung vergleichbar (Abbildung 25). Per HPLC wurde ein durchschnittlicher EM-Gehalt von 100,11 ± 7,80% ermittelt (AV=18,7). Ein Ausreißer mit

120,6% EM war für die hohe Standardabweichung verantwortlich. Gemäß Arzneibuchmonographie (Ph. Eur. 2.9.40) wurden 20 weitere Proben untersucht. Die relative Standardabweichung der Masse betrug 0,98% (n=30), der durchschnittliche Gehalt 99,09 ± 6,18% (Abbildung 24). Keine ODMT wich um mehr als 25% vom mittleren Gehalt ab (74,32% bzw. 123,87%). Der AV betrug 12,4.

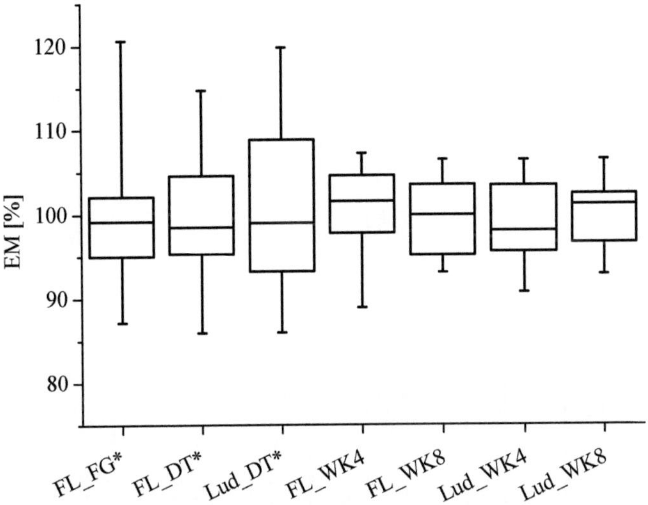

Abbildung 24: *Box-Plot* des EM-Gehalts [%], bezogen auf den deklarierten Gehalt, von nach unterschiedlichen Verfahren hergestellten ODMTs; FG: Feuchtgranulierung; DT: Direkttablettierung; WK: Walzenkompaktierung (4 bzw. 8 kN/cm); Dargestellt sind Minimum und Maximum, unteres und oberes Quartil sowie der Median. n=10, *n=30

Durch das manuelle Granulieren und die langsame Trocknung kam es zur Rekristallisation des Wirkstoffs, die am Schneebesen und den Rändern der Fantaschale beobachtet wurde. Der höchste gemessene EM-Gehalt könnte durch diese größeren EM-Kristalle verursacht worden sein. Signifikant niedrigere Gehalte (87,14%) lassen sich, eine homogene Wirkstoffverteilung vorausgesetzt, nur durch unzureichende Mischung der weiteren, nachträglich zugegebenen Hilfsstoffe NaSF und Kollidon® CL-SF erklären, die einen Massenanteil von 7% der Gesamtmischung ausmachten.

Bei der Gehaltsbestimmung per HPLC wurde das Abbauprodukt Enalaprilat nachgewiesen. Zwar wird in einem optimierten Feuchtgranulationsprozess mit kurzen Trocknungszeiten, z.B. in einem Wirbelschichtgranulator, eine homogene EM-Verteilung erreichbar sein. Es bleiben aber aufgrund der beobachteten Esterhydrolyse des Wirkstoffs grundsätzliche Bedenken bei dieser Herstellungsmethode.

3.4.3. Mehrstufenmischverfahren

Unter Verwendung der Hilfsstoffe FlowLac® 100 bzw. Ludiflash® wurden in einem Mehrstufenmischverfahren physikalische Mischungen hergestellt und per Direkttablettierung zu ODMTs verpresst (Chargen FL_DT bzw. Lud_DT) (Methode 6.2.7 und 6.2.5; s. Abbildung 45, S. 93). Beide Pulvermischungen zeigten gutes bis ausgezeichnetes Fließverhalten (ffc-Werte, Tabelle 19). Bruchkräfte und Zerfallszeiten waren in etwa mit den aus dem Versuchsplan (Abschnitt 3.3.4) bekannten Werten vergleichbar; die Friabilität lag deutlich unter 1% (Tabelle 19).

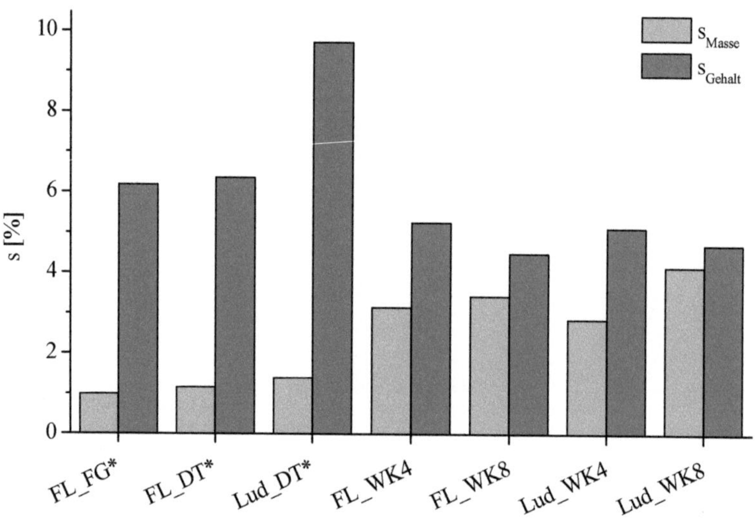

Abbildung 25: Standardabweichung (s) der Masse und des Gehalts [%] nach unterschiedlichen Verfahren hergestellter ODMTs; FG: Feuchtgranulierung; DT: Direkttablettierung; WK: Walzenkompaktierung (4 bzw. 8 kN/cm); n=10, *n=30

Aus 10 Proben jeder Charge wurden die Massenstreuung und die Gleichförmigkeit des Gehalts bestimmt (Methode 6.7.1). Charge FL_DT entsprach der Ph. Eur.-Monographie 2.9.40 (AV=12,7). Für Charge Lud_DT wurde ein AV von 26,3 berechnet, so dass weitere Proben gezogen werden mussten. Um eine vergleichbare statistische Aussagekraft zu wahren, wurden aus beiden Chargen 20 weitere Proben untersucht. Der Unterschied in der Massenstreuung war nicht signifikant (FL_DT 1,15%; Lud_DT 1,39%; n=30). Die Gehaltsbestimmung bestätigte eine ausreichend homogene Wirkstoffverteilung in Charge FL_DT. Der mittlere Gehalt betrug 99,67

± 6,36%, der AV 12,7. In der Charge Lud_DT betrug der mittlere Gehalt 101,56% EM; die Streuung war mit 9,71% signifikant höher im Vergleich zu FL_DT. Es wurde ein AV von 19,5 berechnet. Somit entsprach Charge Lud_DT nicht den Anforderungen des Europäischen Arzneibuchs. Der minimale Variationskoeffizient des EM-Gehalts in einer idealen Pulvermischung wurde nach Gleichung 4 (S. 53) anhand der Dichten und Partikelgrößen (Abschnitt 3.3.3) berechnet. Bei einer mittleren Tablettenmasse von 6,25 mg und 4% EM-Anteil ergab sich eine theoretische relative Standardabweichung des Gehalts von 2,33% (FL_DT) bzw. 2,07% (Lud_DT). Der Mischungsindex, der durch das Mehrstufenmischverfahren erreicht wurde, betrug bei FL_DT 2,7, bei Lud_DT 4,6.

Tabelle 19: Mittelwerte der Bruchkraft (F) ± s (n=20), *tensile strength* (σ), Zerfallszeit (n=5), Fließfähigkeit (ffc) (n=3) und Friabilität (n=3) der aus der physikalischen Mischung und dem Granulat hergestellten ODMTs

	F [N]		σ [N/mm²]	Zerfallszeit [s]		ffc		Friabilität [%]	
	MW	± s	MW	MW	± s	MW	± s	MW	± s
FL_DT	3,55	0,84	0,56	1,68	0,12	10,42	0,17	0,30	0,07
Lud_DT	7,05	0,89	1,09	5,29	0,75	8,99	0,6	0,10	0,02
FL_WK_4	3,19	1,49	0,49	2,36	0,42	3,61	0,31	0,60	0,08
FL_WK_4/9	5,73	2,95	0,89	2,44	0,40	nicht bestimmt		nicht bestimmt	
FL_WK_8	4,68	2,09	0,72	2,27	0,40	4,62	0,73	0,56	0,02
FL_WK_8/9	7,10	2,94	1,10	2,93	0,54	nicht bestimmt		nicht bestimmt	
Lud_WK_4	6,70	1,81	1,01	5,96	1,37	5,14	0,51	0,15	0,04
Lud_WK_8	7,85	3,16	1,18	6,56	2,50	7,26	0,4	0,26	0,02

3.4.4. Trockengranulierung

Die separierten Anteile aus der Mehrstufenmischung (Abschnitt 3.4.3, Abbildung 45, S. 93) wurden per Walzenkompaktierung bei spezifischen Kompaktierkräften von 4 und 8 kN/cm trockengranuliert und, die erhaltenen Granulate mit einer Presskraft von 6 kN zu ODMTs verpresst (Methode 6.2.8 und 6.2.5). Aus dem FlowLac® 100 Granulat wurden zusätzlich bei 9 kN ODMTs hergestellt, um eine höhere Bruchkraft zu erzielen.

Die REM-Aufnahmen in Abbildung 26 zeigen die physikalischen Mischungen und den nach Walzenkompaktierung im Granulat enthaltenen Feinanteil. Die zuvor klar definierbaren Bestandteile der Mischung waren nach dem Granulationsschritt nur noch schwer zu differenzieren. Die sphärischen FlowLac® 100 Partikel lagen offensichtlich auch im Feinanteil zerstört vor. Während bislang vor allem die Schmiermittelpartikel mit großen Füll- und

Wirkstoffpartikeln interagierten, zeigten alle Bestandteile beider Formulierungen nach Walzenkompaktierung deutlich mehr Interaktionen.

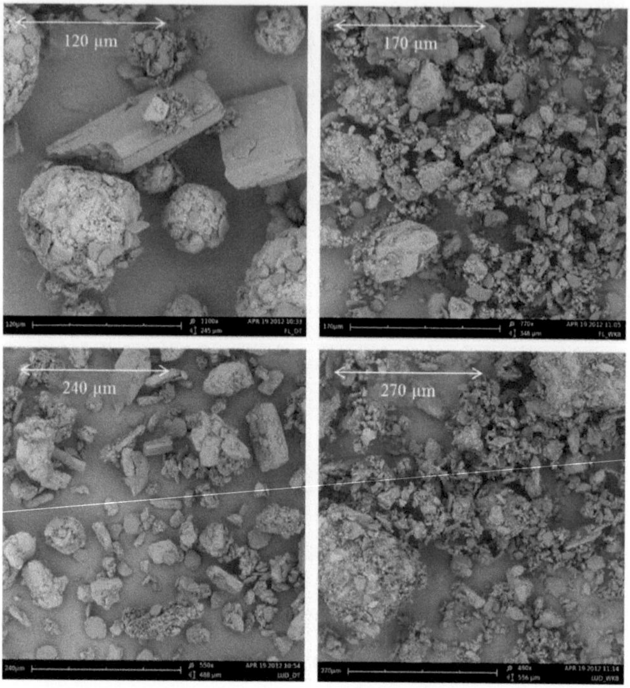

Abbildung 26: REM-Aufnahmen der physikalischen Mischung (links) und nach Walzenkompaktierung (8 kN/cm) (rechts) der FlowLac® 100 Formulierung (oben) und der Ludiflash® Formulierung (unten)

Nach Direkttablettierung wiesen ODMTs der Charge Lud_DT eine mittlere Bruchkraft von 7,05 N auf (Tabelle 19). Sie unterschied sich somit nicht signifikant von den Bruchkräften der aus den Granulaten hergestellten ODMTs (Lud_WK4 und Lud_WK8), die jedoch größere Standardabweichungen zeigten. Walzenkompaktierung bei 8 kN/cm steigerte die Bruchkraft der ODMTs mit FlowLac® 100 von 3,55 N (FL_DT) auf 4,68 N (FL_WK8), während Kompaktieren bei 4 kN/cm die Bruchkraft eher verringerte (FL_WK4). Bei Betrachtung des Feinanteils mittels REM konnte kein Unterschied zwischen beiden Chargen festgestellt werden (nicht gezeigt). Die Erhöhung der Presskraft beim Tablettieren auf 9 kN resultierte in einer deutlich höheren Bruchkraft von 5,73 N (FL_WK4/9). Wurden hohe Kompaktier- und Tablettierkräfte eingesetzt, konnten Bruchkräfte erzielt werden, die vergleichbar zu Ludiflash® Formulierungen waren (FL_WK8/9).

Die Streuung der Tablettenmassen nach Trockengranulierung war im Vergleich zur Feuchtgranulierung und Direkttablettierung signifikant höher und nahm zu, wenn die Granulate bei höheren Kräften hergestellt wurden (Abbildung 25). In den Chargen FL_WK4 und FL_WK8 betrug die Standardabweichung der Massen 3,15%, und 3,42%. Bei den Chargen Lud_WK4 und Lud_WK8 wurden 2,85% und 4,14% erhalten. Die geringere Fließfähigkeit, ausgedrückt durch die ffc-Werte (Tabelle 19), und die größeren Partikel der Trockengranulate können die Massenstreuung erklären.

Der mittlere Gehalt in Charge FL_WK4 betrug 100,71 ± 5,25%, in Charge FL_WK8 99,83 ± 4,48%, woraus sich Akzeptanzwerte von 12,6 bzw. 10,7 ergaben. In den Chargen Lud_WK4 und Lud_WK8 wurden EM-Gehalte von 98,72 ± 5,10% und 100,00 ± 4,69% ermittelt. Die Akzeptanzwerte waren 12,3 und 11,3. Somit ließ sich die Gleichförmigkeit des EM-Gehalts durch Walzenkompaktierung verbessern. Dieser Effekt ist zwar nur in Ludiflash® Zubereitungen statistisch signifikant (α=0,05), kann aber bei Mini-Tabletten mit FlowLac® 100, insbesondere bei hohen Kompaktierkräften, ebenfalls beobachtet werden.

3.4.5. Entmischungsversuch

Um zu prüfen, ob über die Dauer des Tablettierprozesses eine Pulverentmischung auftritt, wurden ODMTs zweier niedrigdosierter Formulierungen (Zusammensetzung entsprechend Tabelle 13, S. 39, FL_NaSF_4 und Lud_NaSF_4) in 5 min-Fraktionen über die Prozessdauer von 30 min gesammelt. Aus jeder Fraktion wurde eine Stichprobe von 10 ODMTs gezogen und anschließend die Streuung von Tablettenmasse und EM-Gehalt untersucht. Die Ergebnisse sind in Abbildung 27 dargestellt.

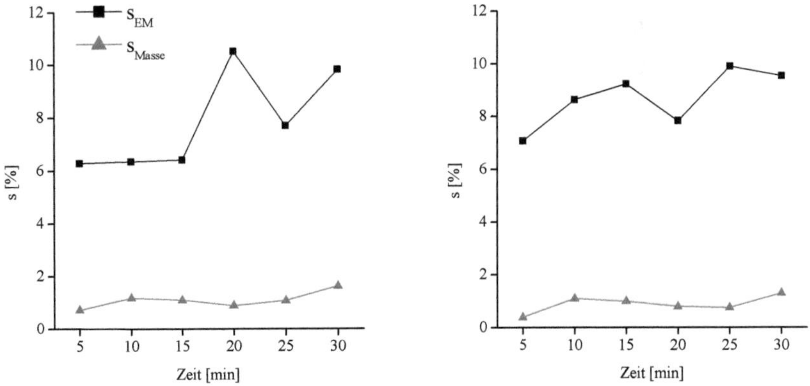

Abbildung 27: Streuung [%] von Masse und EM-Gehalt in einer Stichprobe von jeweils zehn ODMTs in Abhängigkeit von der Dauer des Tablettierprozesses; links: ODMTs mit FlowLac® 100, rechts: ODMTs mit Ludiflash®

Während die Streuung der Masse auf einem niedrigen Niveau blieb, kam es bei der Gehaltsstreuung zu sprunghaften Änderungen. Eine sichere Aussage über die Ursache der Gehaltsstreuung konnte mit den vorliegenden Ergebnissen nicht abschließend getroffen werden. Jedoch ist die ansteigende Tendenz der Standardabweichung über die Produktionsdauer ein Indiz für einen Entmischungsprozess.

3.4.6. Zusammenfassung

Verschiedene technologische Ansätze zur Herstellung niedrigdosierter orodispersibler Mini-Tabletten mit Enalaprilmaleat wurden untersucht. Es gelang, mit einem effizienten, schnellen und produktschonenden Verfahren ODMTs mit geringer Gehaltsstreuung herzustellen, die neben ausreichender mechanischer Stabilität kurze Zerfallszeiten aufwiesen.

Durch Feuchtgranulation ließ sich die Gleichförmigkeit des Gehalts nicht verbessern. Die Ergebnisse entsprachen vielmehr denen der Direkttablettierung nach Mehrstufenmischung. Walzenkompaktieren hingegen reduzierte trotz höherer Massenstreuung die Gehaltsstreuung (Abbildung 25). Da Direkttablettierung und Granulierung aus derselben physikalischen Mischung der Pulverbestandteile erfolgten, gibt es zwei mögliche Erklärungen:

1. *Die Mischungsgüte wird bei der Walzenkompaktierung verbessert.*
   Im Pulverdosierer des Walzenkompaktors fanden durch einen Rotor und eine Förderschnecke Gutbewegungen statt, die zu weiterer Mischung hätten führen können. Allerdings nahm in beiden Mischungen, sowohl bei Chargen mit Ludiflash® als auch mit FlowLac® 100, die Streuung des Gehalts ab, wenn höhere spezifische Kompaktierkräfte eingesetzt wurden. Dies deutet eher darauf hin, dass die einwirkende Kraft des Kompaktors zu veränderten Produkteigenschaften führte.
2. *Beim Tablettieren kommt es zur Segregation.*
   Bereits beim Befüllen des Trichters der Tablettenmaschine kann es auf der Fallstrecke von ca. 40 cm zur Sichtung des Pulvers und damit zur Inhomogenität kommen. Zur Tablettierung wurde eine Rundläufertablettenpresse mit Rührflügelfüllschuh verwendet (Methode 6.2.5). Bei den üblicherweise eingesetzten Chargengrößen von 200 g befand sich ein Großteil der Mischung während des gesamten Prozesses im Füllschuh. Der Massendurchsatz bei Verwendung eines 19-fach Tablettierwerkzeuges und einer Maschinendrehzahl von 15 U/min betrug ca. 1,8 g/min und war damit sehr viel geringer als bei üblichen Tablettierprozessen. Entsprechend lang war die Verweildauer des Gutes im Füllschuh, was eine Segregation begünstigen hätte können. Ein Indiz hierfür lieferte der Entmischungsversuch (Abschnitt 3.4.5).

Sollte es beim Tablettieren zur Segregation gekommen sein, ließ sie sich durch vorherige Walzenkompaktierung reduzieren. Zwei Beobachtungen unterstützen diese Annahme: Die auf den REM-Aufnahmen zu erkennende stärkere Interaktion der Mischungsbestandteile und die reduzierte Fließfähigkeit nach Walzenkompaktion, die Entmischung bekanntermaßen erschwert (Egermann, 1994).

3.5. Weitere Einsatzmöglichkeiten

In der Therapie der Hypertonie Erwachsener hat sich die Kombination von EM mit dem Diuretikum Hydrochlorothiazid (HCT) bewährt. Auch in der Pädiatrie ist die Kombination zweier Antihypertonika als Zweitlinientherapie etabliert (Hoffmann und Lindinger, 2006). Da HCT in Deutschland weder zur Behandlung von Kindern zugelassen noch in geeigneter Darreichungsform verfügbar ist, wird es auf individuelle Verordnung des Arztes als Rezepturarzneimittel in Form einer Suspension oder vorgefüllter Hartkapseln zum Öffnen hergestellt (Barnscheid, 2007). Für beide Darreichungsformen wurden teils erhebliche Gehaltsschwankungen berichtet (Santoveña *et al.*, 2012; Barnscheid *et al.*, 2006). Die Tagesdosis von HCT bei Kindern beträgt 1-3 mg/kg KG, verabreicht in ein bis zwei Einzeldosen (Hoffmann und Lindinger, 2006).

Für Erwachsene gibt es eine Vielzahl an Kombinationspräparaten, die EM und HCT in unterschiedlichen Verhältnissen enthalten. Die dadurch verringerte Zahl der Medikamenteneinnahmen pro Tag soll die Adhärenz der Patienten verbessern. Vergleichbare Kombinationspräparate für Kinder existieren nicht und Neuzulassungen sind bisher von der klinischen Prüfung bei Kindern freigestellt (Abschnitt 3.1.2). Die notwendige, individuelle Dosierung (Abschnitt 1.4) ließe sich ohnehin nur mit zahlreichen FAM realisieren, sollten auch unterschiedliche Wirkstoffverhältnisse von EM und HCT zur Verfügung stehen. Die kürzlich für HCT vorgeschlagene Zubereitung in Form von ODMTs (Stoltenberg und Breitkreutz, 2011) sowie die in dieser Arbeit neu entwickelten ODMT-Zubereitungen für EM (Kapitel 3.3) stellen eine einfache Möglichkeit dar, beide Wirkstoffe in der Arzneimitteltherapie bei Kindern zu kombinieren. Durch die Gabe einer oder mehrerer ODMTs jeder Sorte lassen sich Dosierung und Wirkstoffverhältnis fast beliebig variieren. Zwar handelt es sich dann nicht um ein klassisches, monolithisches Kombinationspräparat, doch wäre eine gleichzeitige Applikation beider Wirkstoffe aufgrund der geringen Größe und des schnellen Zerfalls möglich. Falls erforderlich, könnte die Dosierung mit einem Dispensiersystem (Abschnitt 3.3.1) erfolgen. Alternativ ließen sich individuell für den Patienten vorgefüllte Kapseln mit einer abgezählten Anzahl ODMTs als Rezepturarzneimittel in Apotheken herstellen. Die Kapseln würden unmittelbar vor Applikation geöffnet und dienten daher nur als Primärpackmittel. Im Vergleich zu pulvergefüllten Kapseln wäre eine schnelle, einfache Herstellung unter Umgehen der wichtigsten Fehlerquellen Einwiegen, Mischen und Wirkstoffverlust durch Adhäsion an den verwendeten Geräten (Barnscheid *et al.*, 2006) möglich. Weitere Vorteile sind das nahezu staubfreie Arbeiten und Applizieren sowie die restlose Entnahme der Wirkstoffdosis aus der Kapsel durch den Patienten.

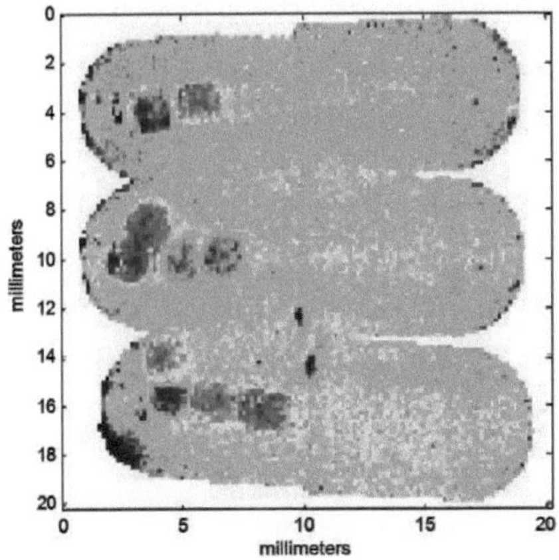

Abbildung 28: NIR-CI Farbdarstellung von Hartgelatinekapseln (Größe 2), die ODMTs mit EM (blau) und HCT (rot) enthalten; Die Messung erfolgte durch die Kapselhülle hindurch.

Exemplarisch wurden drei Kombinationen hergestellt, wofür auf 1 mg HCT- ODMTs sowie auf 0,25, 0,50 und 1,25 mg EM-ODMTs zurückgegriffen wurde. Da sich die ODMT-Typen optisch nahezu nicht unterscheiden, wurde eine Aufnahme der vorgefüllten Kapseln per bildgebender Nahinfrarotspektroskopie (*near infrared-chemical imaging* – NIR-CI) angefertigt (Methode 6.7.17). Hierbei wird für jeden Bildpunkt ein NIR-Spektrum aufgenommen und mit den Referenzspektren der HCT- und EM-ODMTs abgeglichen. Hohe Übereinstimmungen werden in der Falschfarbabbildung blau (EM) bzw. rot (HCT) dargestellt (Abbildung 28). Die Dosierungen betragen 0,25/1 mg, 0,75/2 mg und 1,25/3 mg EM/HCT (Abbildung 28, von oben nach unten). Eine sichere Dosierung selbst niedriger Einzeldosen lässt sich so einfach realisieren. Im Sinne einer personalisierten Arzneimitteltherapie ist eine maschinelle Kapselbefüllung mit Individualzufuhr von ODMTs unterschiedlicher Wirkstoffe und Stärken denkbar. Die NIR-CI Technik erlaubt eine nicht zerstörende Vollkontrolle, mit der Art und Menge der ODMTs erfasst werden können. Allerdings wird der hohe Gerätepreis eine Anwendung dieser Technik in einer öffentlichen Apotheke oder Krankenhausapotheke verhindern. Bei ausreichend unterschiedlicher Tablettenmasse wäre eine gravimetrische Vollkontrolle der vorgefüllten Kapsel möglich. Im Gegensatz zur Pulverbefüllung, bei der eine Inhomogenität der Mischung zu Gehaltsschwankungen führen kann, würde hier eine Variation der Anzahl an ODMTs zu einer definierten Massenänderung der Kapsel führen. Um eine visuelle Differenzierbarkeit zu gewährleisten, müssen sich verschiedene Sorten und Stärken der ODMTs z.B. in ihrer Farbe unterscheiden. Dies kann durch Pigmente, wie z.B. Eisenoxid, realisiert werden. Die Eignung solch farbgebender Substanzen zur Anwendung bei Kindern ist im Einzelfall zu prüfen.

3.6. Entwicklung eines neuen, biorelevanten Tests zur Bestimmung der Zerfallszeit orodispersibler Mini-Tabletten

3.6.1. In der Literatur beschriebene Zerfallstests

Konventionelle orodispersible Tabletten wurden in Hinblick auf Patienten entwickelt, die an Dysphagie leiden oder, z.B. wegen Übelkeit, keine Tablette zusammen mit Wasser einnehmen können. ODMTs sind zusätzlich für die Therapie von Kleinkindern und Säuglingen gedacht. Im Gegensatz zu Erwachsenen stellt daher der schnelle Zerfall in der Mundhöhle nicht nur ein Komfortmerkmal dar, sondern kann, zur Vermeidung von Aspiration oder Verschlucken, sicherheitsrelevant sein. Die Anforderungen an die Zerfallszeiten von ODTs sind bisher international nicht harmonisiert. Während laut Ph. Eur. die Zerfallszeit von ODTs maximal 3 Minuten betragen darf, macht die USP keine allgemeinen Angaben zu dieser Darreichungsform. Stattdessen gelten produktspezifische Anforderungen; beispielsweise müssen Ondansetron-ODTs innerhalb von 10 s zerfallen sein (USP, 2010). Als allgemeine Richtlinie empfiehlt die FDA für ODTs eine Zerfallszeit von max. 30 s (FDA, 2008). Zur Bestimmung der Zerfallszeit wird der konventionelle Zerfallstest für Tabletten vorgeschlagen (Ph. Eur. 2.9.1). Dabei befindet sich die Tablette auf einem Drahtgeflecht mit quadratischen Maschen einer lichten Weite von 2 mm und wird in einer definierten Hubbewegung in 37 °C warmem Wasser bewegt. Weder die Zusammensetzung des Mediums noch sein Volumen, entsprechen den physiologischen Bedingungen in der Mundhöhle. Die Tablette gilt als zerfallen, wenn sich keine Fragmente mehr auf dem Drahtgeflecht befinden. In Anbetracht der in dieser Arbeit hergestellten ODMTs von 2 mm Durchmesser und nahezu gleicher Dicke hat diese Spezifikation keinen Sinn, könnten die ODMTs doch ohne Zerfall bereits die Maschen durchqueren. Zur Bestimmung der Zerfallszeit von Pellets wurden engmaschigere Siebe in einer modifizierten Zerfallsapparatur vorgeschlagen (Kleinebudde, 1997), die prinzipiell auch für Mini-Tabletten geeignet erscheint. Versuche mit ODMTs zeigten, dass die visuelle Endpunktbestimmung besonders bei kurzen Zerfallszeiten schwierig ist und nur schlecht mit *in vivo* Zerfallszeiten korreliert (Stoltenberg, 2012). Zwar gibt es Testgeräte, die den Endpunkt in der Zerfallsapperatur automatisch erfassen können, doch sind auch diese nicht für die Anwendung bei Mini-Tabletten konzipiert.

In mehreren Studien wurde der Texture Analyser zur Bestimmung der Zerfallszeit schnell zerfallender Tabletten eingesetzt. Dafür werden die Tabletten mit doppelseitigem Klebeband an den Sondenkopf geklebt, in das Zerfallsmedium getaucht und mit einer definierten Kraft belastet (Dor und Fix, 2000). Als Zerfallsmedium wird neben destilliertem Wasser auch künstlicher

Speichel (2 ml, pH 6) verwendet (El-Arini und Clas, 2002). Dieser simuliert die Ionenzusammensetzung menschlichen Speichels, ohne jedoch dessen Viskosität zu berücksichtigen. Start- und Endpunkt der Messung werden durch Extrapolation der Kurvenäste im Weg-Zeit-Diagramm des Texture Analysers bestimmt. Die Methode wurde auf Tabletten mit Durchmessern von 9,7 bis 16 mm und Dicken von 4,0 bis 6,1 mm angewendet. Die Zerfallszeiten lagen zwischen 14 und 52 s.

Das Testverfahren wurde um eine spezielle Probenhalterung erweitert, die eine genauere Detektion des Startpunkts der Messung ermöglicht (Abdelbary *et al.*, 2005). Der Durchmesser der untersuchten Tabletten betrug 7,5 bis 15,7 mm, die Masse 120 bis 800 mg und die gemessene Zerfallszeit 6,8 bis 41,9 s.

Narazaki *et al.* (2004) haben ein eigenes Testsystem entwickelt, bei dem die Tablette auf einem Drahtgewebe über dem Zerfallsmedium liegt. Sie wird von oben durch einen mit 10 U/min rotierenden Stempel mit einer Masse von 15 g belastet, an dessen der Tablette zugewandten Seite sich ein mit Zerfallsmedium getränkter Schwamm befindet. Es wurden Mannitol-Tabletten mit einem Durchmesser von 8 mm, einer Dicke von 3,6 mm und einer Masse von 165 mg untersucht. Die Bestimmung von Start- und Endpunkt der Messung erfolgt visuell. Die Zerfallszeit in destilliertem Wasser bei 37 °C lag zwischen ca. 4 und 10 s, der Korrelationskoeffizient mit *in vivo* Zerfallszeiten betrug r=0,9268 (errechnet aus R^2=0,859). Nach Erweiterung um einen elektronischen Kontakt zur Endpunktbestimmung wurde ein Korrelationskoeffizient von r=0,701 bestimmt (Harada *et al.*, 2006). Das patentierte Testgerät ODT-101 der Firma Toyama (Osaka, Japan) basiert auf diesem Prinzip (Kazuhiko *et al.*, 2007).

Die Methode von Narazaki wurde von anderen Autoren um einen Magnetsensor erweitert, der die Aufnahme eines Erosionsprofiles ermöglicht, aus dem Start- und Endpunkt ermittelt werden können (Brniak *et al.*, 2011).

Allen in der Literatur vorgestellten Testverfahren ist gemein, dass sie nicht für die Zerfallszeitbestimmung von Mini-Tabletten konzipiert wurden. Wie in Abschnitt 3.3.4 gezeigt, liegt die Zerfallszeit von ODMTs zwischen 1,6 und 10,5 s. Die in den publizierten Arbeiten untersuchten Tabletten waren um ein Vielfaches größer als ODMTs, die Zerfallszeiten waren z.T. deutlich länger. Kein Test verfügt über eine eindeutige, automatische Start- und Endpunktdetektion. Keine der eingesetzten Zerfallsflüssigkeiten berücksichtigt die Viskosität menschlichen Speichels.

Zur Bestimmung der Benetzungszeit von ODMTs wurde der *Simulated Wetting Test* (SWT) nach Park *et al.* (2008) erfolgreich eingesetzt (Stoltenberg und Breitkreutz, 2011). Dieser Test nutzt kein physiologisches Medium und kann, trotz guter Korrelation mit *in vivo* Daten, keine Aussage über den Zerfall unter realen Bedingungen machen, da der Endpunkt als vollständige Benetzung der Tablette und nicht als Zerfall definiert ist. Auch bei dieser Methode werden Start- und Endpunkt nicht automatisch, sondern visuell erfasst.

3.6.2. Prinzip und Konstruktion eines neuen Zerfallstests

3.6.2.1. Vorüberlegungen

Ein geeigneter Zerfallstest für schnellzerfallende ODMTs sollte über eine automatische Erkennung von Start- und Endpunkt der Messung verfügen und die Probe mit einer Kraft belasten, die in etwa der von Zunge und Gaumen aufgebrachten Kraft in der Mundhöhle entspricht. Das Volumen und das Zerfallsmedium selbst sollten sich an den physiologischen Gegebenheiten orientieren. Ferner muss ein geeigneter Endpunkt definiert werden, da die Definition des Zerfalls nach Ph. Eur., wie in Abschnitt 3.6.1 beschrieben, auf 2 mm ODMTs nicht anwendbar ist. Im Rahmen dieser Arbeit wurde eine neuartige Testapparatur entwickelt, die durch Messung des elektrischen Widerstandes an einem Spalt, in dem sich die Probe befindet, ein eindeutiges Signal zur Bestimmung des Start- und Endpunktes der Messung liefert, den Einsatz eines adäquaten Volumens an Zerfallsmedium erlaubt und die Probe mit einer definierten Kraft belastet.

3.6.2.2. Mechanische Belastung der Mini-Tablette

Die Notwendigkeit einer mechanischen Belastung für den Zerfall der ODMTs ist je nach eingesetztem Hilfsstoff unterschiedlich stark ausgeprägt. Bei ODMTs mit FlowLac® 100 reichten bereits hydrodynamische Kräfte, wie sie beim Absinken in Wasser auftreten, für den Zerfall aus, bei Ludiflash® ODMTs jedoch nicht. Dieser Effekt wurde bereits bei Freisetzungsversuchen (Abschnitt 3.3.5) beobachtet und auch von anderen Autoren beschrieben (Stoltenberg und Breitkreutz, 2011). Im Mund ist eine ODMT Kräften ausgesetzt, die von Zunge und Gaumen ausgeübt werden. Idealerweise werden diese Kräfte durch einen Zerfallstester simuliert. Die Zungenkraft während des Schluckvorgangs von Flüssigkeiten wurde in mehreren Studien untersucht. Bei Verwendung von auf den Gaumen geklebten Sensoren wurden durchschnittliche maximale Zungenkräfte von 10 kPa gemessen (Konaka *et al.*, 2010). Im vorderen Gaumenbereich wurden Kräfte zwischen 10 und 20 kPa gemessen (Kieser *et al.*, 2011). Die maximale Zungenkraft von Kindern und Jugendlichen wurde von Potter und Short (2009) untersucht. Sie beträgt bei Dreijährigen ca. 20 kPa und steigt bis auf ca. 60 kPa bei Jugendlichen im Alter von 14 Jahren. Da diese Untersuchungen keine Rückschlüsse auf die mechanischen

Kräfte zulassen, denen eine ODMT in der Mundhöhle während des Zerfalls ausgesetzt ist, wurden eigene Messungen durchgeführt, in denen die Zungenkraft von sechs erwachsenen Probanden mittels Texture Analyser bestimmt wurde (Methode 6.4).

3.6.2.3. Messung der Zungenkraft

Abbildung 29 zeigt exemplarisch die Ergebnisse von drei unterschiedlichen Messungen der Zungenkraft, die von einem Probanden erhalten wurden. Die mit der Zunge auf die Messsonde des Texture Analyser ausgeübte Kraft war nicht konstant, sondern stark schwankend. Softwaregestützt wurden Einzelimpulse identifiziert und der Median der Kraftimpulse einer jeden Messung berechnet.

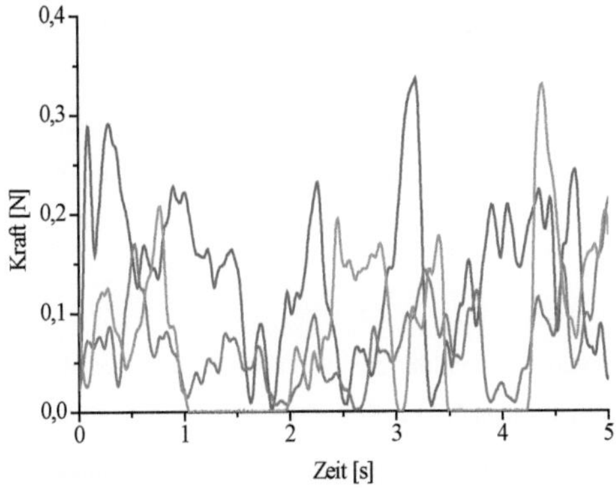

Abbildung 29: Zungenkraft-Zeit-Diagramm mit den Ergebnissen dreier Messungen der gleichen Versuchsperson

Die Mediane aller Kraftimpulse sind in Form eines *Box-Plots* in Abbildung 30 gezeigt. Die Streuung war bei männlichen Probanden etwas breiter als bei weiblichen; der Mittelwert betrug bei Frauen 0,141 ± 0,046 N, bei Männern 0,128 ± 0,066 N. Es bestand kein signifikanter Unterschied zwischen den Mittelwerten (α=0,05).

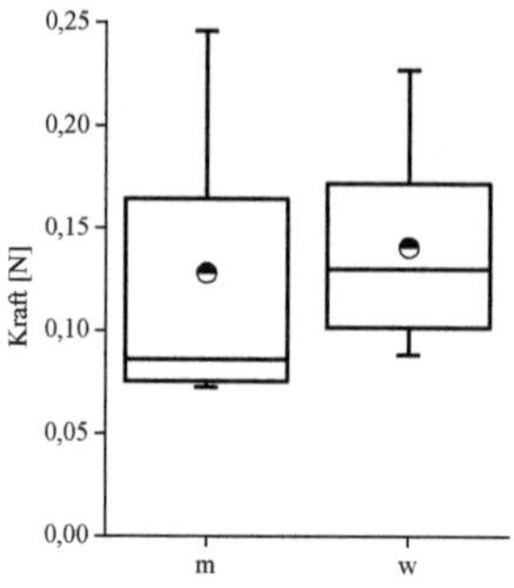

Abbildung 30: *Box-Plot* der Mediane der Kraftimpulse aller Einzelmessung, getrennt nach weiblichen (w) und männlichen (m) Probanden; Dargestellt sind Minimum, unteres Quartil, Median, MW (◓), oberes Quartil und Maximum. n=9

Die durchschnittliche Kraft, berechnet aus beiden Mittelwerten, betrug 0,134 N, was der Gewichtskraft einer Masse von 13,66 g entspricht. Bezog man die Kraft auf die Fläche des Sondenkopfes des Texture Analysers (2 mm Durchmesser), ergab sich ein Druck von 42,7 kPa. Dieser Druck ist vergleichbar zu jenem, der durch die durchschnittliche maximale Zungenkraft sechsjähriger Kinder erreicht wird (Potter und Short, 2009).

3.6.2.4. Messzelle

Die schematische Zeichnung in Abbildung 31 zeigt den Aufbau der Messzelle. Ein reibungsarm gleitender Teflon®-Stempel, innen hohl gefertigt, ist an der Unterseite mit einer Rändelschraube versehen, die den oberen Kontakt darstellt. Das Gewicht des Stempels konnte durch Einlegen kleinerer Schraubenmuttern und Unterlegscheiben in das Innere so angepasst werden, dass die Gewichtskraft der experimentell ermittelten Zungenkraft entspricht. Der Stempel wird durch einen Plexiglaszylinder geführt. In die Unterseite des Zylinders ist ein Innengewinde geschnitten, was die Aufnahme eines ebenfalls aus Teflon® gefertigten Abschlussstückes ermöglicht. Auf diesem Abschlussstück ist, dem Stempel zugewandt, ebenfalls eine Rändelschraube befestigt, auf der sich, kreisförmig angeordnet, acht kleine Stifte definierter Höhe befinden. Um unterschiedlich dicke ODMTs mit gleichem Durchmesser testen zu können, wird die ODMT immer auf dem Steg liegend zwischen unterem und oberem Kontakt platziert. Somit ist die Strecke, die der Stempel bis zum Kontaktschluss zurücklegen muss, nur durch den Durchmesser und nicht durch die Steghöhe definiert. Die Messzelle wurde so konstruiert, dass sehr kleine Volumina an Zerfallsmedium, die dem Residualspeichelvolumen entsprechen (Abschnitt 3.6.3), ausreichen, um die Probe vollständig zu benetzen.

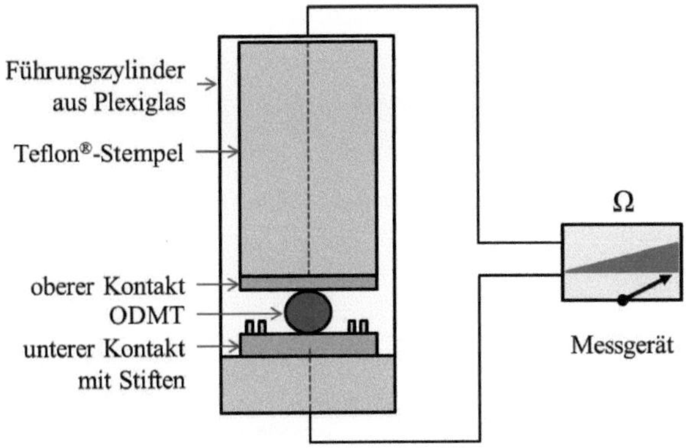

Abbildung 31: Schematische Zeichnung der Messzelle

In den Plexiglaszylinder ist auf Höhe der Probe eine Öffnung gefräst, durch die das Zerfallsmedium zugegeben und der Zerfallsprozess beobachtet werden kann. Bei einem Durchmesser der Rändelschrauben von 12 mm und einem Tablettendurchmesser von 2 mm beträgt das Spaltvolumen ca. 225 mm³, abzüglich des Eigenvolumens der ODMT (ca. 4 mm³). Somit kann mit sehr kleinen Volumina (< 1 ml) gearbeitet werden. Überschüssige Flüssigkeit kann durch die gefrästen Öffnungen ablaufen. Diese verhindern auch, dass sich während des Zerfalls ein Gegendruck durch die Verdrängung des Zerfallsmediums durch den Stempel aufbaut.

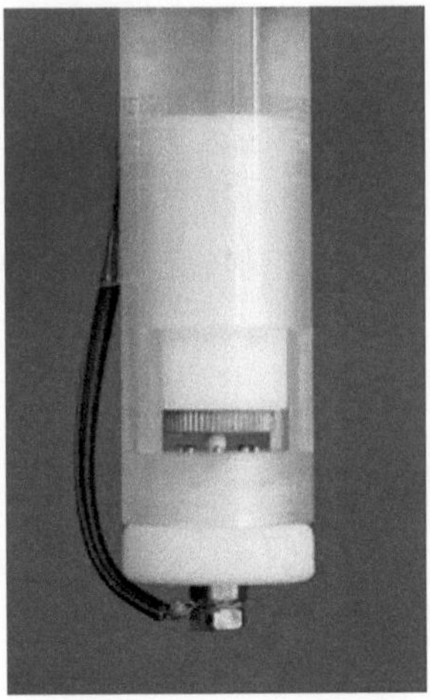

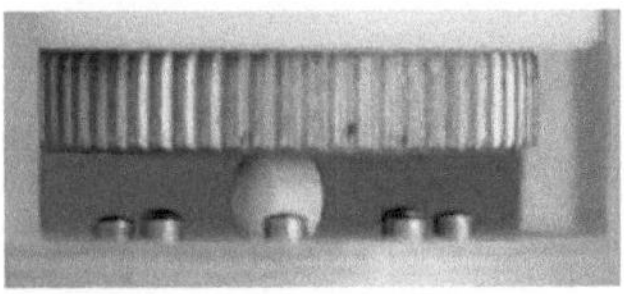

Abbildung 32: Links: Messzelle, bestehend aus Plexiglaszylinder mit gefräster Öffnung; darin zu erkennen der Teflon®-Stempel (weiß) mit Rändelschraube als oberer Kontakt, sowie die Probe, umgeben von Kontaktstiften; rechts: Nahaufnahme des Spaltes, in dem sich eine ODMT zwischen oberem und unterem Kontakt befindet.

Oberer und unterer Kontakt sind mit einem Messgerät verbunden, das den elektrischen Widerstand am Spalt misst. Zunächst wurde hierfür ein Elektrometer verwendet (Methode 6.7.11). Es speichert aller Messwerte parallel zu einer Zeiterfassung in einem internen Speicher, dessen Inhalt nach der Messung an einen Computer übertragen und in Microsoft Excel importiert werden kann. Eine exemplarische Messkurve in halblogarithmischer Darstellung zeigt Abbildung 33.

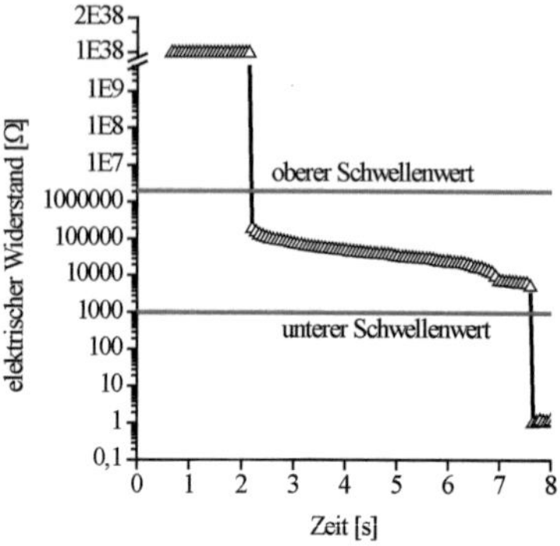

Abbildung 33: Exemplarischer Verlauf des Widerstands im Messspalt während des Zerfalls einer ODMT; Ein oberer Schwellenwert von 2 MΩ und ein unterer von 1 kΩ wurden für die automatische Zeitbestimmung per Mikrocontroller festgelegt.

So lange der Spalt nicht mit dem Zerfallsmedium gefüllt ist, ist der elektrische Widerstand so groß, dass er außerhalb des Messbereichs des Gerätes liegt ($> 9{,}9 * 10^{37}\ \Omega$). Sobald jedoch das Zerfallsmedium zugegeben wird, fällt der Widerstand schlagartig um mehrere Zehnerpotenzen. Während des Zerfallsprozesses zeigt die Kurve einen plateauähnlichen Abschnitt, in dem der Widerstand nur leicht abnimmt, was durch den Erosionsprozess der Tablette erklärt werden kann. Ist die ODMT schließlich soweit zerfallen, dass die Stempelfläche die stromleitenden Stifte des unteren Kontakts berührt, fällt der Widerstand erneut schlagartig um mehrere Zehnerpotenzen und die Messung ist beendet. Die Zerfallszeit ist als Dauer der Plateauphase zwischen den Schwellenwerten definiert.

Ein Strukturverlust zu 40% des ursprünglichen ODMT-Durchmessers wurde als Endpunkt der Messung definiert. Dieser Endpunkt ist für ODMTs mit 2 mm Durchmesser durch die Höhe der Stifte von 0,8 mm festgelegt. Ein vollständiger Kontaktschluss zwischen oberer und unterer Rändelschraube wird durch unlösliche Bestandteile der ODMT verhindert und kann daher nicht als Endpunkt verwendet werden.

3.6.2.5. Messgerät

Um den Zerfallstest auch ohne aufwendige Technik wie Computer und Elektrometer nutzen zu können und gleichzeitig die Ermittlung der Zerfallszeit aus dem Diagramm (Abbildung 33) zu umgehen, wurde ein eigenes Gerät zur Messwerterfassung angefertigt (Abbildung 34).

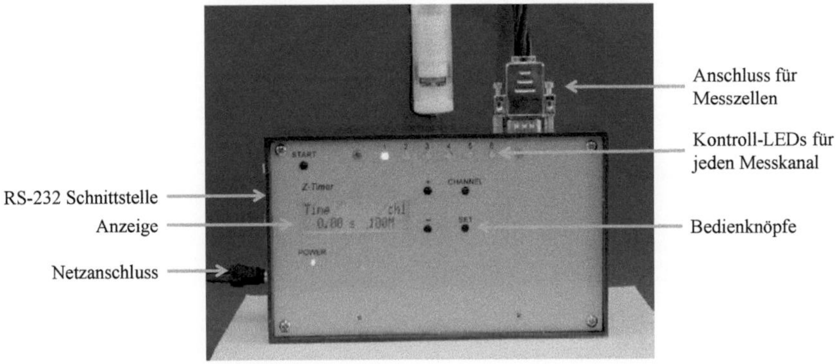

Abbildung 34: Messgerät zur Bestimmung der Zerfallszeit

Per Mikrocontroller kann von bis zu sechs Messzellen gleichzeitig der Widerstand gemessen werden. Der Status jeden Messkanals wird per LED angezeigt. Die Schwellenwerte, deren Überschreitung die Messung automatisch starten und beenden, lassen sich über die Bedienknöpfe einstellen. Die üblicherweise verwendeten Schwellenwerte von 2 MΩ und 1 kΩ sind in Abbildung 33 eingezeichnet. Die Zahl der zu verwendenden Kanäle wird vor der Messung gewählt. Das Gerät ist so konzipiert, dass es bei Verwendung mehrerer Kanäle automatisch Mittelwert und Standardabweichung der Zerfallszeiten berechnet. Diese Funktion konnte bislang aus Ermangelung weiterer Messzellen nicht genutzt werden, ermöglicht aber bei einer Weiterentwicklung des Systems die parallele Messung von sechs Tabletten, vergleichbar dem Zerfallstest nach Ph. Eur. 2.9.1. Ist die Messung beendet, wird die Zerfallszeit angezeigt. Über eine serielle Schnittstelle lässt sich das Gerät mit einem Computer verbinden und es können Widerstands-Zeit-Diagramme aufgenommen werden. Die Abtastfrequenz beträgt 20 s^{-1}, was die Genauigkeit der Zeitmessung auf 0,05 s begrenzt.

3.6.3. Entwicklung eines biorelevanten Mediums

3.6.3.1. Eigenschaften menschlichen Speichels

Um die Bedingungen in der Mundhöhle für einen verbesserten, biorelevanten Zerfallstest zu simulieren, sollten die Eigenschaften des Zerfallsmediums an die des menschlichen Speichels angeglichen werden. Als für die Zerfallszeit relevant wurden Temperatur, pH-Wert, Osmolalität,

Viskosität und Volumen erachtet. Die Eigenschaften gespendeten Speichels Erwachsener wurden experimentell bestimmt, die des Speichels von Kindern mittels Literaturrecherche erhoben.

Die von 18 Erwachsenen (8 w/10 m) gespendeten Speichelproben (Methode 6.3) wurden nach Geschlecht getrennt untersucht. Die Zungentemperatur bei 16 Freiwilligen wurde unmittelbar vor Beginn der Speichelsammlung gemessen. Die in Tabelle 20 dargestellten Ergebnisse zeigen, dass die Temperatur in der Mundhöhle bei ca. 36 °C liegt.

Tabelle 20: Zungentemperatur sowie pH und Osmolalität des Speichels

	Frauen	**Männer**	**Gesamt-MW**
Temperatur [°C] **n=8 ± s**	35,3 ± 1,1	36,2 ± 1,3	35,8 ± 1,2 (n=16)
pH	7,22	7,36	7,29
Osmolalität [mosmol/kg] **n=3 ± s**	55,1 ± 10,1	51,2 ± 19,6	53,1 ± 14,1 (n=6)

Der mittlere pH des Speichels, gemessen in jeweils vereinigten Proben männlicher und weiblicher Spender, betrug 7,29. Er ist damit deutlich höher als der pH der in anderen Testverfahren angewandten Flüssigkeiten (Abschnitt 3.6.1). Die Bestimmung der Osmolalität der Speichelproben erfolgte mittels Dampfdruckosmometrie (Methode 6.7.15). Sie betrug im Mittel 53,1 mosmol/kg. Die breite Streuung der Messwerte ist durch die beobachtete Inhomogenität der Probe erklärbar, die zu Tropfen unterschiedlicher Zusammensetzung als auch unterschiedlicher Größe führen konnte. Diese Inhomogenität blieb trotz kräftigen Aufschüttelns der Proben bestehen. Auf eine Homogenisierung mit hohen Scherkräften, z.B. per Ultra-Turrax®, wurde verzichtet, um langkettige Polysaccharide nicht zu zerstören und somit das Messergebnis zu beeinflussen. Bibliographische Angaben zur Speichelosmolalität unterliegen ebenfalls breiter Streuung. So wurde im Überstand zentrifugierter Speichelproben mittels Taupunktosmometer eine Osmolalität von 98 ± 23 mosmol/kg gemessen (Dibdin *et al.*, 1986). Ein Vergleich mit den eigenen experimentellen Daten ist wegen der unterschiedlichen Probenaufarbeitung schlecht möglich.

Speichelproben von Kindern konnten im Rahmen dieser Arbeit nicht untersucht werden. Daher wurden Daten aus 23 Publikationen (s. Methode 6.5), die Speichel von Kindern unterschiedlichen Alters untersuchten, zu pH-Wert, Ionenzusammensetzung, Flussrate und Amylasegehalt ausgewertet. Eine Normierung erfolgte nach Zahl der Probanden je Studie. Die Methoden, Messbedingungen und Ergebnisse unterscheiden sich innerhalb dieser Studien stark. So war die Datenlage zur Auswertung des Gehalts einzelner Ionen sowie dem Amylasegehalt unzureichend. Hingegen konnten für den pH-Wert als auch für die Flussrate Auswertungen vorgenommen werden. Abbildung 35 zeigt den Verlauf des pH-Werts bei Kindern im Alter von 1 Monat bis 14 Jahren. Demnach steigt der Speichel-pH innerhalb der ersten 12 Lebensmonate von durchschnittlich 5,7 auf 7,0. Mit Vollendung des zweiten Lebensjahres erreicht er ein Plateau von ca. pH 7,5.

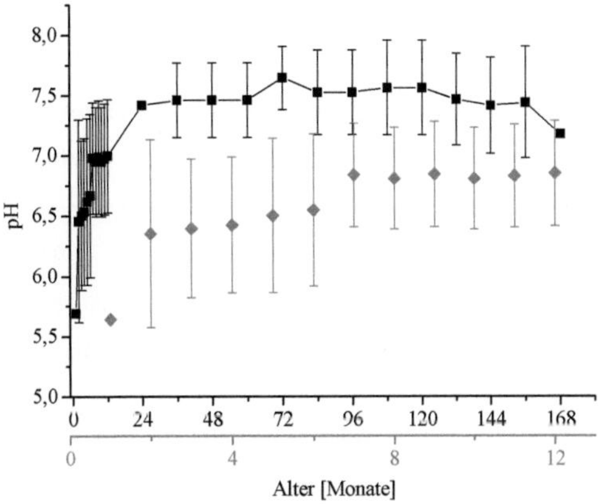

Abbildung 35: Literaturwerte zum pH-Wert des Speichels von Kinder und Jugendlichen in Abhängigkeit vom Alter; Darstellung der Werte in den ersten 12 Lebensmonaten auf gespreizter x-Achse (grau); MW ± s; n=1-5; keine Angabe von s für n < 3; Die Daten sind den in Methode 6.5 aufgeführten Publikationen entnommen.

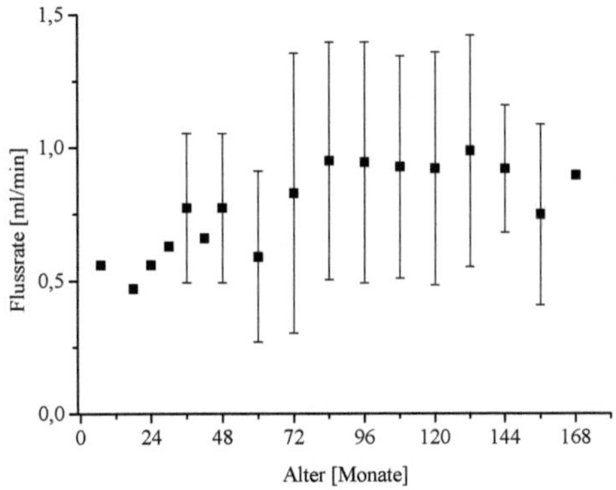

Abbildung 36: Literaturwerte zur Speichelflussrate von Kinder und Jugendlichen in Abhängigkeit vom Alter; MW ± s; n=1-5; keine Angabe von s für n < 3; Die Daten sind den in Methode 6.5 aufgeführten Publikationen entnommen.

Für den Zerfall orodispersibler Tabletten ist das zur Verfügung stehende Volumen an Speichel, neben seiner Beschaffenheit, wichtiger Einflussfaktor. Das Residualvolumen im Mund von fünfjährigen Kindern beträgt 0,38 ml (Watanabe und Dawes, 1990), bei Erwachsenen 0,77 ml (Lagerlöf und Dawes, 1984). Zusammen mit der Speichelflussrate ermöglichen diese Werte eine

Abschätzung des Gesamtspeichelvolumens, das während des Zerfalls einer Tablette zur Verfügung steht. Anhand publizierter Daten wurde der unstimulierte Speichelfluss in Kindern in Abbildung 36 zusammengefasst. Aussagen zur Entwicklung der Speichelflussrate mit dem Alter können nur mit Vorsicht getätigt werden, da die Ergebnisse zwischen den unterschiedlichen Studien stark streuen. Wie Abbildung 36 zeigt, steigt die Flussrate von ca. 0,5 ml/min im Säuglings- und Kleinkindalter auf knapp 1 ml/min ab dem siebten Lebensjahr an.

In der Literatur finden sich unterschiedliche Angaben zur Viskosität von Speichel, da die Messmethoden von der relativen Viskositätsmessung per Hess-Viskosimeter (Ericsson und Stjernström, 1951), über Rotationsviskosimetrie mit speziellen Messgeometrien (Waterman *et al.*, 1988), bis zu oszillatorischen Messungen (Inoue *et al.*, 2008) reichen. Um für die Entwicklung eines künstlichen Speichels vergleichbare Messbedingungen zu gewährleisten, wurde die Viskosität der Speichelproben per Rotationsviskosimeter bestimmt (Methode 6.7.16).

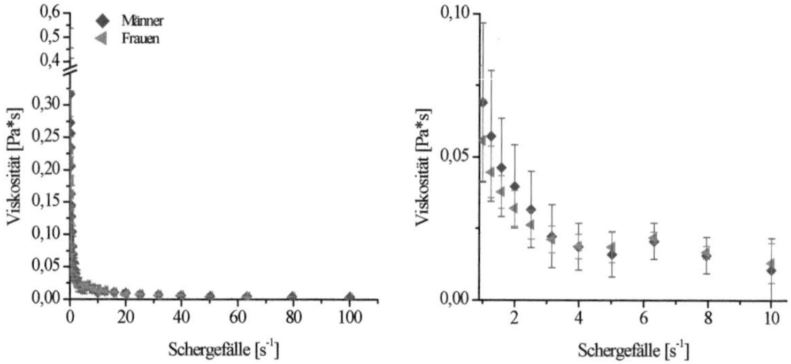

Abbildung 37: Dynamische Viskosität von Speichel weiblicher und männlicher Probanden in Abhängigkeit vom Schergefälle; links: gesamter Messbereich; rechts: vergrößerte Darstellung des Kurvenverlaufs bei niedrigem Schergefälle; MW ± s; n=3

Das Schergefälle innerhalb der Mundhöhle, dem Speichel während des Zerfalls orodispersibler Tabletten ausgesetzt ist, ist nicht bekannt. Es kann durch Verdrängung kleiner Speichelvolumina an der oberen Gaumenplatte und der Zahnzwischenräume durch die Zunge, im Bereich der Backentaschen durch Wangenkontraktion erzeugt werden. Zur Charakterisierung der Speichelproben wurde die dynamische Viskosität unter Vorgabe unterschiedlicher Schergefälle von 0,1 bis 100 s^{-1} gemessen. So wurde ein als Vergleich dienendes Viskositätsprofil für die Entwicklung eines künstlichen Speichels erhalten (Abbildung 37). Da davon auszugehen ist, dass das während des Quellungs- und Zerfallsprozesses einer ODMT auftretende Schergefälle deutlich geringer als 100 s^{-1} ist, wurden die Stufen der Messrampe logarithmisch verteilt (10

Schergefälle-Niveaus pro Dekade). Eine Fließgrenze lässt sich mit dieser Messmethode nicht ermitteln. Daher wurde die Schubspannung, die zum Erreichen des niedrigsten Schergefälles nötig war, als scheinbare Fließgrenze betrachtet.

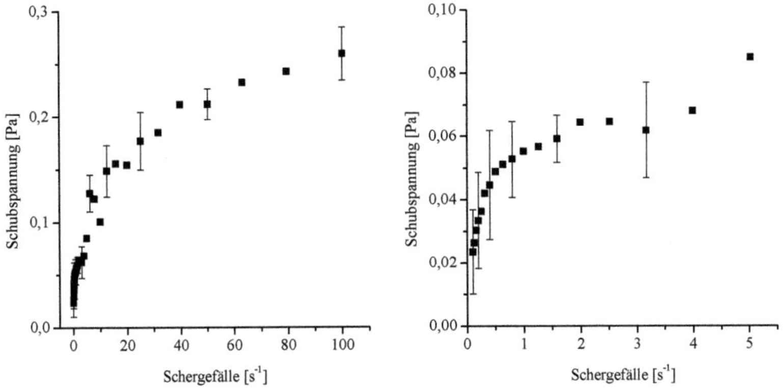

Abbildung 38: Rheogramm von Speichel; links: gesamter Messbereich; rechts: vergrößerte Darstellung des Kurvenverlaufs bei niedrigem Schergefälle; MW ± s; n=6

Abbildung 38 zeigt das Rheogramm von Speichel. Gemessen wurde die Schubspannung bei vorgegebenem Schergefälle. Dargestellt sind die Mittelwerte und Standardabweichungen aus sechs Einzelmessungen von Speichelproben weiblicher und männlicher Probanden. Während eine Newtonsche Flüssigkeit idealviskoses Fließverhalten zeigen würde und somit einen linearen Zusammenhang zwischen Schergefälle und Schubspannung, zeigt Speichel pseudoplastisches Fließverhalten mit Casson-Charakterisitk. Sie ist dadurch gekennzeichnet, dass die Fließfähigkeit mit steigender Scherbeanspruchung zunimmt. Abbildung 38 links suggeriert eine scheinbare Fließgrenze bei einer Schubspannung von ca. 50 mPa. In der vergrößerten Darstellung in Abbildung 38 rechts ist jedoch zu sehen, dass die Fließfähigkeit bereits ab dem niedrigsten Schergefälle zunahm. Die scheinbare Fließgrenze lag bei ca. 23 mPa.

Wie aus Abbildung 37 zur erkennen ist, tendierte die Viskosität von Speichel oberhalb eines Schergefälles von 20 s^{-1} gegen die Viskosität von Wasser (1 mPa*s). Signifikante Viskositätsunterschiede zwischen Speichel weiblicher und männlicher Probandinnen und Probanden wurden nicht festgestellt. Abbildung 37 rechts zeigt den Verlauf der Viskosität bei kleinen Schergefällen zwischen 1 und 10 s^{-1}. Mit Hilfe des Viskositätsprofils bei diesen Schergefällen wurde ein biorelevantes Zerfallsmedium optimiert.

3.6.3.2. Entwicklung eines künstlichen Speichels als biorelevantes Testmedium

Die Entwicklung eines biorelevanten Testmediums zur Bestimmung der Zerfallszeit von ODMTs sollte sich an den in Abschnitt 3.6.3.1 dargestellten Eigenschaften menschlichen Speichels orientieren.

Im Rahmen eines Vorversuchs wurden wässrige Sole unterschiedlicher Massenanteile an Xanthangummi hergestellt. Sie sollten als Zerfallsmedium zur Bestimmung der Zerfallszeit arzneistofffreier ODMTs mittels des neuentwickelten Testgeräts (Abschnitt 3.6.2) verwendet werden. Dieser Hilfsstoff wurde gewählt, da seine Polysaccharidstruktur dem menschlichen Speichel ähnelnde rheologische Eigenschaften erwarten ließ.

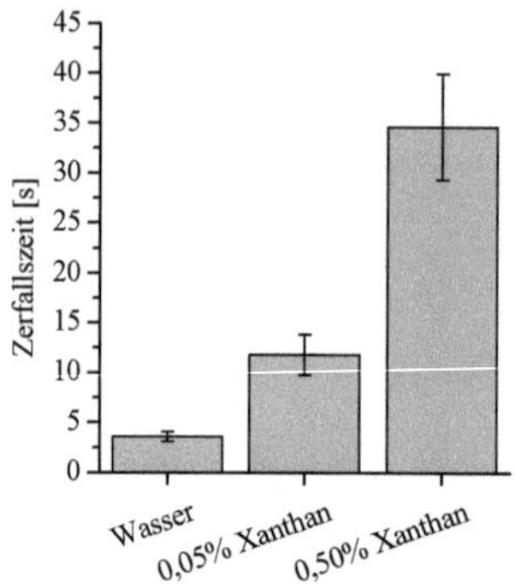

Abbildung 39: Abhängigkeit der Zerfallszeit arzneistofffreier Pharmaburst®500 ODMTs vom Xanthangehalt des Zerfallsmediums (% (m/m)); MW ± s; n=5

Abbildung 39 zeigt exemplarisch die Zerfallszeit arzneistofffreier ODMTs, hergestellt aus dem Tablettierhilfsstoff Pharmaburst® 500. Die Zerfallszeit in gereinigtem Wasser betrug 3,56 ± 0,48 s, verdreifachte sich bei Verwendung 0,05%iger Xanthanlösung auf 11,77 ± 2,05 s und verzehnfachte sich nahezu (34,60 ± 5,30 s) in 0,50%iger Xanthanlösung. Dies zeigt den erheblichen Einfluss der Xanthangummi-Konzentration und damit der Viskosität auf die Zerfallszeit. Die langkettigen Polysaccharidstrukturen des Xanthangummis können eine hohe Zahl an Wassermolekülen an sich binden, die für die Benetzung der Tablette, das Eindringen in Poren und somit der Quellung des Sprengmittels nicht mehr zur Verfügung stehen.

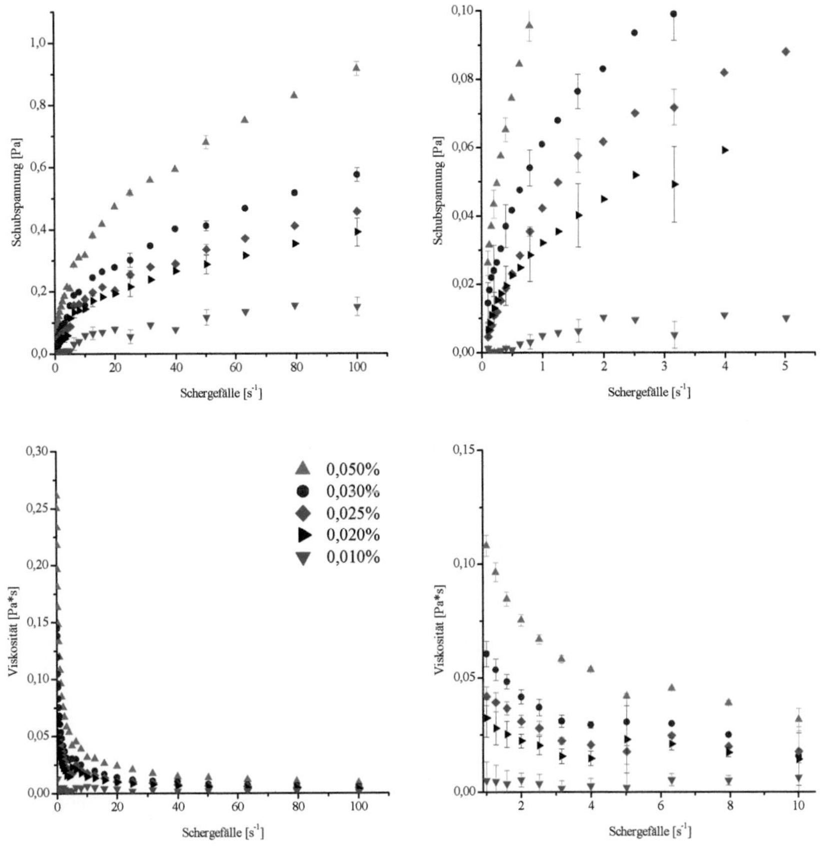

Abbildung 40: Rheogramme (oben) und dynamische Viskosität (unten) in Abhängigkeit vom Schergefälle von Solen unterschiedlichen Xanthanmassenanteils; links: gesamter Messbereich; rechts: vergrößerte Darstellung des Kurvenverlaufs bei niedrigem Schergefälle; MW ± s; n=3

Der offensichtliche Einfluss der Viskosität des Mediums auf die Zerfallszeit erfordert eine Anpassung an die Viskosität menschlichen Speichels. Mit dem Rotationsviskosimeter wurden die Viskositäten von Solen mit Xanthanmassenanteilen zwischen 0,010 und 0,050% bestimmt. Die Ergebnisse sind als Rheogramme sowie als Viskositätskurven in Abbildung 40 dargestellt. Um das niedrigste Schergefälle der Messroutine von 0,1 s^{-1} zu erreichen, war bei Speichel eine Schubspannung von 23 mPa nötig, für 0,030%iges Xanthansol 15 mPa und für die niedriger konzentrierten Sole weniger als 10 mPa. Einzig das 0,050%ige Xanthansol zeigte eine mit Speichel vergleichbare scheinbare Fließgrenze. Ebenso wie menschlicher Speichel waren die untersuchten Xanthanlösungen nicht idealviskos. Sie zeigten pseudoplastisches Fließverhalten mit Casson-Charakteristik. Die Viskosität aller Xanthansole näherte sich bei Schergefällen > 40 s^{-1} mit 2 bis 10 mPa*s der Viskosität von Wasser an.

Die Viskositätsprofile der 0,010 und 0,050%igen Xanthanlösungen unterschieden sich deutlich von denen menschlichen Speichels. Abbildung 41 zeigt daher nur die überlagerten Rheogramme von Speichel und Solen mittlerer Xanthankonzentrationen.

Ab einer Schubspannung von ca. 0,05 Pa kam es bei Speichel zu einer stärkeren Änderung der Fließeigenschaften als bei den Xanthanlösungen (Abbildung 41, links). Speichel bildet, verglichen mit den Xanthansolen, keine homogene Matrix (Abschnitt 3.6.3.1). Vermutlich wurde die Fließfähigkeit bei unterschiedlichen Schergefällen von verschiedenen Komponenten bestimmt. So hätten bei niedrigem Schergefälle plastische Anteile miteinwirken können, deren Struktur mit steigender Scherbeanspruchung zerstört wurde.

Die Speichelviskosität wurde bei Schergefällen zwischen ca. 2,5 und 6 s^{-1} annähernd durch ein 0,025%iges Xanthansol widergegeben. Bei niedrigeren Schergefällen stimmten die Kurvenverläufe für 0,030%iges Xanthansol besser überein, bei höheren Schergefällen waren die Viskositäten der untersuchten Flüssigkeiten gleichermaßen niedrig.

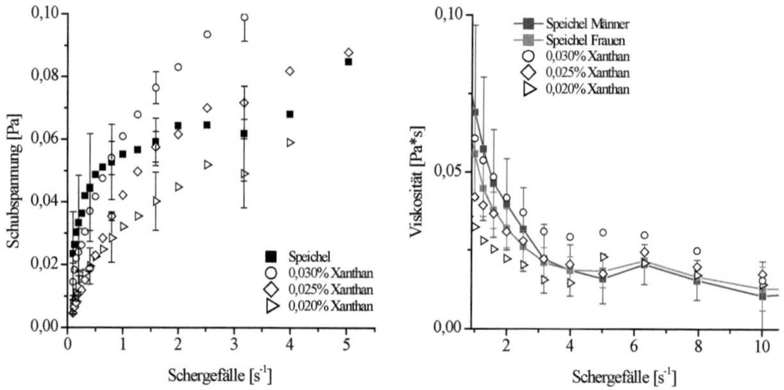

Abbildung 41: Rheogramme von Speichel und Xanthan (links) sowie die dynamischen Viskosität bei niedrigem Schergefälle (rechts); MW ± s; n=3

Für den Angleich von pH und Osmolalität an menschlichen Speichel wurde ein 25 mM KH_2PO_4-Puffer verwendet. Die berechnete Osmolalität betrug 68 mosmol/kg, der gemessene pH-Wert 7,35. Der Einfluss des Xanthananteils auf den Dampfdruck wird in die Rechnung nicht mit einbezogen, obwohl bei dem kolloiddispersen System ein onkotischer Druck zu berücksichtigen ist. Experimentell konnte der Dampfdruck der reinen Xanthanlösungen per Dampfdruckosmometer nicht zuverlässig bestimmt werden. Bei Dreifachbestimmung ergaben sich Mittelwerte unter 35 mosmol/kg, allerdings mit einer Spannweite von 4 bis 67 mosmol/kg. Da die Messungen extern durchgeführt wurden, waren eine Vergrößerung des Stichprobenumfangs und eine Wiederholungsmessung zu einem späteren Zeitpunkt nicht möglich. Somit muss davon ausgegangen werden, dass die Einstellung der Osmolalität des künstlichen Speichels fehlerbehaftet ist.

Da Xanthansole ionensensitiv sind, mussten bei Verwendung des Puffers höhere Xanthankonzentrationen eingesetzt werden. Abbildung 42 ist zu entnehmen, dass zum Viskositätsangleich der Pufferlösung dreimal höhere Xanthankonzentrationen benötigt wurden. Mit einer Pufferlösung mit 0,075% Xanthan konnte eine ausreichend gute Annäherung an die dynamische Viskosität menschlichen Speichels erreicht werden.

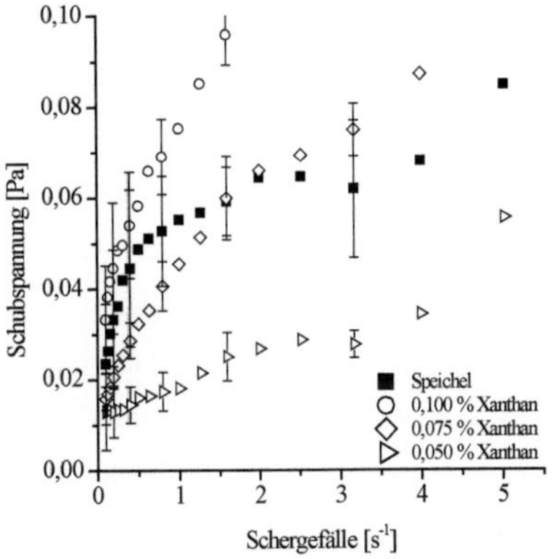

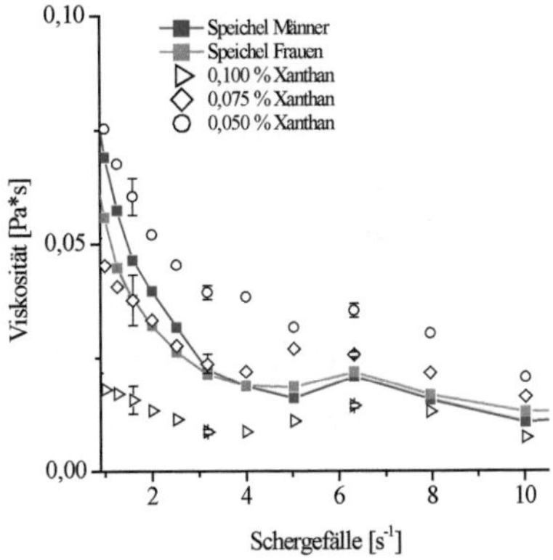

Abbildung 42: Rheogramme von Speichel und xanthanhaltiger Pufferlösungen (links) sowie die dynamische Viskosität bei niedrigem Schergefälle (rechts); MW ± s; n=3

Als künstlichen Speichel für den Zerfallstest, der die wesentlichen physikalischen Eigenschaften pH-Wert, Osmolalität und Viskosität menschlichen Speichels simuliert, wurde in folgenden Untersuchungen eine KH_2PO_4-Pufferlösung mit 0,075% (m/m) Xanthananteil verwendet.

3.6.4. Zerfallszeit arzneistofffreier ODMTs in unterschiedlichen Medien

Um die Eignung des neuentwickelten Tests zu überprüfen, wurden die Zerfallszeiten arzneistofffreier ODMTs untersucht, für die bereits *in vivo* Zerfallszeiten vorlagen (Stoltenberg, 2012). Sie bestehen alle aus mannitolbasierten Hilfsstoffen und wurden bei gleichen Presskräften hergestellt. Es sollte überprüft werden, ob der neuentwickelte Test geeignet ist, die Zerfallszeiten stofflich ähnlich zusammengesetzter ODMTs zu differenzieren. Als Zerfallsmedien wurden

Wasser, eine 0,025%ige Xanthanlösung sowie ein nach den Ergebnissen aus Abschnitt 3.6.3 hergestellter künstlicher Speichel verwendet.

3.6.4.1. Wasser

Wurde bei Raumtemperatur mit demineralisiertem Wasser gemessen, waren die mittleren Zerfallszeiten der verschiedenen Chargen fast immer statistisch signifikant (α=0,05) unterschiedlich (Abbildung 43). Nur die Unterschiede zwischen Ludiflash® und Pearlitol® Flash sowie zwischen den beiden Parteck® ODT Chargen waren nicht signifikant, wenn auch bei Letzteren eine Unterscheidung anhand der Mittelwerte leicht fällt. Es wurde untersucht, ob sich die mittleren Zerfallszeiten innerhalb einer Charge signifikant unterscheiden, wenn die Temperatur des Zerfallsmediums geändert wird (Abbildung 43).

Bei einem Signifikanzniveau von α=0,05 unterschieden sich in den Chargen mit Ludiflash®, Parteck® ODT und Pearlitol® Flash die mittleren Zerfallszeiten signifikant. Überaschenderweise schien die höhere Temperatur des Zerfallsmediums die Zerfallszeit bei Ludiflash® ODMTs sogar geringfügig zu verlängern. Aufgrund der hohen Standardabweichungen unterschieden sich die Mittelwerte in der Prosolv®-Charge statistisch nicht signifikant. Die mittleren Zerfallszeiten innerhalb der mit abweichenden Presskräften hergestellten Chargen Ludiflash® (3 kN) und Parteck® ODT (8 kN) waren, bei vergleichbaren Standardabweichungen, ebenfalls nicht signifikant unterschiedlich. Tatsächlich relevant erscheint der Effekt nur bei Parteck® ODT, wo sich die mittlere Zerfallszeit von 18,9 s bei Raumtemperatur auf 13,2 s bei 36 °C reduzierte.

Unter Verwendung des neuen Testsystems waren die absoluten Standardabweichungen bei sehr schnell zerfallenden ODMTs deutlich < 1 s. Bei längeren Zerfallszeiten waren sie jedoch höher. Die relativen Standardabweichungen (Tabelle 21) lagen bei ca. 20%; deutliche Unterschiede in Abhängigkeit von der Temperatur des Mediums fanden sich nur bei Pearlitol® flash und Prosolv®.

3.6.4.2. Xanthan-Lösung

Bei Verwendung einer 0,025%igen Xanthanlösung stieg die Differenzierbarkeit der Chargen anhand der Zerfallszeit (Abbildung 43). Einzig die mittlere Zerfallszeit zwischen Parteck® ODT und Parteck® ODT (8 kN) war nicht signifikant verschieden.

Verglichen mit Wasser verlängerte sich in den Xanthan-Lösungen die Zerfallszeit in allen Chargen. Der Effekt war signifikant, mit Ausnahme der Charge Parteck® ODT (8 kN). Die Bestimmung der Zerfallszeit der Prosolv® ODMTs war nicht zuverlässig möglich; sie streute zwischen 60 und > 200 s. Zwar wurde innerhalb von ca. 40 s ein Zerfall der ODMT beobachtet, der als Endpunkt definierte Kontaktschluss wurde innerhalb von 3 Minuten jedoch nur selten erreicht. Ursache könnte die nur in diesem Hilfsstoff enthaltene mikrokristalline Cellulose sein. Für Prosolv® ODMTs war die Testmethode daher nicht geeignet.

Der bereits in Abbildung 39 (S. 76) exemplarisch für einen Hilfsstoff gezeigte Einfluss der Viskosität auf die Zerfallszeit konnte hiermit für vier weitere Hilfsstoffe bestätigt werden.

Obwohl alle Tabletten aus mannitolbasierten Hilfsstoffen hergestellt wurden, war der Test in der Lage, die ODMTs anhand der Zerfallszeiten, auch wenn sie sehr kurz waren, zu differenzieren.

Tabelle 21: Relative Standardabweichung (s_{rel}) der Zerfallszeit bei Einsatz verschiedener Zerfallsmedien und Temperaturen; n=6

	s_{rel} [%]			
	Wasser, RT	**Wasser, 36 °C**	**0,025% Xanthan, RT**	**künstlicher Speichel, 36 °C**
Ludiflash®	18,96	18,92	10,73	29,17
Parteck® ODT	18,86	17,66	15,12	17,34
Pearlitol® Flash	30,68	10,49	23,96	11,47
Pharmaburst® 500	13,45	17,35	12,46	17,43
Prosolv®	31,11	52,78	68,87	76,97
Ludiflash® (3 kN)	29,23	30,52	25,26	8,46
Parteck® ODT (8 kN)	14,28	13,67	30,00	13,08

3.6.4.3. Künstlicher Speichel

Die mit dem entwickelten künstlichen Speichel (Abschnitt 3.6.3) als Medium erhaltenen Zerfallszeiten lagen, mit Ausnahme der Parteck® ODT Chargen, zwischen den mit Wasser und mit 0,025%iger Xanthanlösung bestimmten Werten (Abbildung 43). Die Differenzierbarkeit war mit der bei Verwendung der 0,025%igen Xanthanlösung vergleichbar. Erneut konnte die Zerfallszeit der Prosolv® ODMTs nicht zuverlässig bestimmt werden. Da die Zerfallszeiten in Wasser um mehr als Faktor 10 niedriger waren als bei Verwendung eines Mediums mit erhöhter Viskosität, wurde angenommen, dass der Zerfall nicht in erster Linie von Temperatur und Osmolalität, sondern vor allem von der Viskosität des Mediums abhängt.

3.6.5. Vergleich mit in vivo Daten

Die mit den unterschiedlichen Zerfallsmedien erhaltenen Zerfallszeiten der arzneistofffreien ODMTs wurden mit den aus der Literatur zur Verfügung stehenden *in vivo* Zerfallszeiten (Stoltenberg, 2012) derselben Chargen verglichen (Abbildung 43).

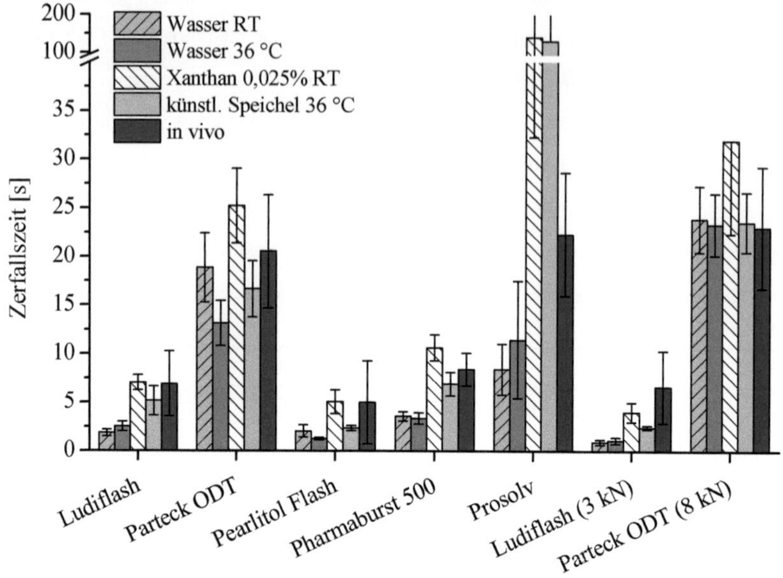

Abbildung 43: Zerfallszeiten arzneistofffreier ODMTs; MW ± s; *in vitro* n=6; *in vivo* n=20.

Es fiel auf, dass die Zerfallszeit bei Verwendung von Wasser generell kürzer war. Wurde der künstliche Speichel als Zerfallsmedium eingesetzt, lagen die Zerfallszeiten oft deutlich näher an den *in vivo* Werten, besonders im Vergleich zu Wasser mit 36 °C.

Für unterschiedliche Presskräfte wurden mit allen Zerfallsmedien signifikant unterschiedliche Zerfallszeiten der Ludiflash® ODMTs bestimmt. *In vivo* konnte dieser Unterschied nicht bestätigt werden.

Unterschieden sich die mittleren Zerfallszeiten bei Parteck® ODT je nach Zerfallsmedium noch deutlich, wurden sie bei härter verpresstem Parteck® ODT (8 kN) nivelliert. Überraschenderweise wurden bei dieser Charge die mittleren *in vivo* Zerfallszeiten sowohl mit Wasser, als auch mit künstlichem Speichel dennoch gut getroffen.

Zur Validierung des neuentwickelten Testsystems wurden die ermittelten Zerfallszeiten mit den *in vivo* Ergebnissen korreliert (Abbildung 44). Bei perfekter Korrelation hätte die Geradengleichung einen Korrelationskoeffizienten von r=1, eine Steigung von 1 und keinen y-Achsenabschnitt. Von der Berechnung wurde die Prosolv®-Charge wegen der schlechten Endpunkterkennung ausgeschlossen. Tabelle 22 gibt die Parameter der ermittelten Geradengleichungen bei Verwendung der unterschiedlichen Medien an.

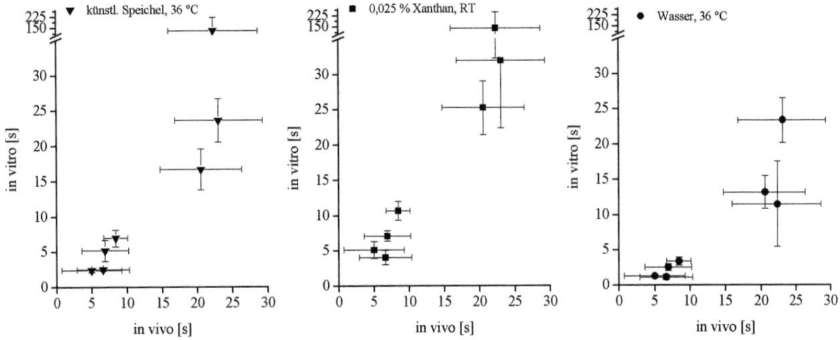

Abbildung 44: Korrelation der gemessenen Zerfallszeiten *in vitro* und *in vivo* bei Verwendung unterschiedlicher Zerfallsmedien; MW ± s; *in vitro* n=6; *in vivo* n=20

Tabelle 22: Parameter der Geradengleichung bei Korrelation von *in vitro* und *in vivo* Daten, in Abhängigkeit vom verwendeten Medium.

	Steigung	Achsenabschnitt	r
künstl. Speichel, 36 °C	1,081	-3,194	0,9825
0,025% Xanthan, RT	1,472	-3,326	0,9897
Wasser, 36 °C	1,098	-5,463	0,9621

Für alle Medien wurden sehr gute Korrelationen (r > 0,96) gefunden. Die beste Proportionalität, gemessen an Steigung und Achsenabschnitt, fand sich bei Verwendung des entwickelten künstlichen Speichels. Die Korrelationskoeffizienten für alle drei Zerfallsmedien übertrafen den von Harada et al. publizierten deutlich (Abschnitt 3.6.1). Bei Verwendung der 0,025%igen Xanthanlösung ist die Steigung der Regressionsgeraden deutlich größer 1; es wurden folglich längere Zerfallszeiten gemessen als *in vivo*. Ein Grund hierfür war sicherlich die aus dem Temperaturunterschied im Vergleich zum künstlichen Speichel resultierende höhere Viskosität der Xanthanlösung. Die *in vivo* ermittelten Zerfallszeiten der sehr schnell zerfallenden ODMTs aus Ludiflash® und Pearlitol® Flash wurden mit diesem Medium jedoch am besten simuliert.

3.6.6. Zusammenfassung

Der neu entwickelte Test bietet eine einfache Möglichkeit, die Zerfallszeiten schnell zerfallender ODMTs präzise zu bestimmen. Eine Differenzierung selbst in Chargen ähnlicher stofflicher Zusammensetzung und gleicher Presskraft war möglich. Es wurde gezeigt, dass durch Anpassung des Zerfallsmediums an die physikalischen Eigenschaften menschlichen Speichels eine bessere Korrelation mit den in einem Probandenkollektiv ermittelten Zerfallszeiten erreichbar ist. Eine absolute Vorhersage der *in vivo* Zerfallszeiten konnte allerdings nicht erreicht werden. Dies dürfte letztlich auf die unterschiedlichen Endpunkte *in vivo* und *in vitro* zurückzuführen sein. Während der Zerfall *in vivo* als beendet galt, wenn keine festen Partikel auf der Zunge mehr wahrnehmbar waren (Stoltenberg, 2012), war der Endpunkt *in vitro* bei einem verbleibenden ODMT-Durchmesser von 0,8 mm im Messspalt erreicht.

Die genauen Zerfallsmechanismen der unterschiedlichen Hilfsstoffe wurden im Rahmen dieser Arbeit nicht weiter untersucht, so dass die beobachteten Einflüsse und Unterschiede zwischen den Substanzen nicht im Detail erklärt werden konnten. Weitere Untersuchungen auf diesem Gebiet sind daher notwendig.

4. Zusammenfassung

Primäres Ziel der Arbeit war die Entwicklung einer kindgerechten Zubereitung mit einem in der Pädiatrie dringend benötigten Arzneistoff.

Ausgehend von den Ergebnissen der Rezepturarzneimittelstudie 2006 konnte gezeigt werden, dass auch 5 Jahre nach Inkrafttreten der EU-Verordnung speziell im Bereich der Herz-Kreislauf-Medikamente kindgerechte Darreichungsformen für dringend benötigte Arzneistoffe fehlen. Mit Enalaprilmaleat (EM) wurde ein Vertreter aus der Gruppe der ACE-Hemmer gewählt, der trotz häufigen Einsatzes in der Pädiatrie und umfangreicher klinischer Studienlage nicht in kindgerechter Darreichungsform verfügbar ist. Mit diesem, in der Pädiatrie in sehr niedrigen Dosierungen benötigten Wirkstoff, wurden zunächst flüssige Zubereitungen hergestellt und charakterisiert. Sie boten eine wesentlich höhere Dosierungsgenauigkeit als durch Halbieren von Tabletten erreicht wurde und ermöglichten zugleich eine flexible Dosierung. Ergänzend zu publizierten Daten zur Stabilität von EM-Rezepturzubereitungen aus Fertigarzneimitteln konnten die Laufzeiten von EM-Lösungen mit pH-Werten zwischen 3,5 und 5 ermittelt werden. Mit Laufzeiten von 5 bis 6 Monaten bei stabilitätsbegünstigendem, niedrigem pH-Wert waren flüssige Zubereitungen zwar für die Verwendung als Rezeptur-, aber nicht als Fertigarzneimittel geeignet.

Im Rahmen dieser Arbeit sollte weiterhin untersucht werden, ob die kürzlich eingeführte neue Plattformtechnologie der orodispersiblen Mini-Tablette (ODMT) auf eine einzeldosierte EM-Zubereitung mit niedriger Dosis übertragbar ist. Die hergestellten ODMTs wiesen Bruchfestigkeiten von 0,5 bis 1,2 N/mm² auf und zerfielen in 1,7 bis 10,5 s. Mit einem statistischen Versuchsplan konnten die Einflüsse der Hilfsstoffe auf entscheidende Merkmale der ODMTs wie Zerfallszeit, Bruchfestigkeit und Wirkstoffstabilität untersucht werden. Hierbei wurde eine noch nicht publizierte Inkompatibilität von EM mit sprühgetrocknetem α-Laktosemonohydrat und Natriumstearylfumarat beobachtet. Zubereitungen mit dem mannitolbasierten, gebrauchsfertigen Hilfsstoffgemisch Ludiflash® und Magnesiumstearat wiesen eine mit handelsüblichen Arzneimitteln vergleichbare Stabilität auf.

Bei der Direkttablettierung von Pulvermischungen mit niedrigem Wirkstoffanteil wurde eine hohe Gehaltsstreuung in den Einzeldosen beobachtet. Sie war in Ludiflash®-basierten ODMTs signifikant höher als in FlowLac® 100-basierten ODMTs. Durch verfahrenstechnische Ansätze wie Feucht- und Trockengranulierung oder Mehrstufenmischung wurde versucht, die Gleichmäßigkeit des Gehalts sicherzustellen. Dies gelang durch Walzenkompaktierung der physikalischen Mischung bereits mit spezifischen Kompaktierkräften von 4 kN/cm ohne Abtrennung des Feinanteils. Es konnten so aus beiden Mischungen ODMTs mit 0,25 mg EM bei einer Gehaltsstreuung unter 5% hergestellt werden. Mit den entwickelten Methoden lassen sich somit ODMTs mit EM produzieren, die den aktuellen Anforderungen an ein Fertigarzneimittel genügen. Die Ergebnisse können ferner dazu beitragen, die Plattformtechnologie der ODMT auch auf Zubereitungen mit anderen niedrigdosierten Arzneistoffen zu übertragen.

Neben der Gleichförmigkeit des Gehalts ist die Zerfallszeit von ODMTs, speziell bei pädiatrischen Patienten, ein sicherheitsrelevantes Produktmerkmal. Für diese neue, sehr schnell zerfallende Arzneiform wurde ein neuartiges Testgerät entwickelt, das die Probe mit einer konstanten Kraft von 0,13 N belastet, was der bei Erwachsenen experimentell ermittelten Zungenkraft entspricht. Start- und Endpunkt des Zerfalls werden anhand von Veränderungen des elektrischen Widerstands automatisch erfasst. Nach Untersuchung menschlichen Speichels konnte zudem ein neues, biorelevantes Zerfallsmedium entwickelt werden. Dadurch ließ sich ein diskriminierendes Testverfahren etablieren, dass die Bestimmung auch sehr kurzer Zerfallszeiten von unter 2 Sekunden zuverlässig ermöglicht und zugleich die *in vivo* ermittelten Zerfallszeiten mit guter Korrelation (r=0,983) wiedergibt.

In dieser Arbeit konnte erstmals erfolgreich gezeigt werden, dass ODMTs als einzeldosierte Arzneiformen für Wirkstoffdosierungen von unter 1 mg geeignet sind. Die vorgestellten Zubereitungen mit 0,25, 0,50 und 1,25 mg EM ermöglichen eine kindgerechte, individuelle Dosierung in nahezu allen pädiatrischen Altersgruppen. Nach den bisherigen Erkenntnissen stellen die neuentwickelten ODMTs eine sichere und haltbare neue Darreichungsform für die Therapie mit EM dar. In zukünftigen Untersuchungen soll die Wirksamkeit und Unbedenklichkeit der neuen EM-Zubereitung bei der Anwendung in Kindern klinisch geprüft werden.

5. Summary

The primary objective of this study was the development of a child-appropriate formulation of a drug substance urgently required in paediatrics.

Based on the results of a study in 2006 on compounded drug formulations for paediatric inpatients in Germany, it could be demonstrated that 5 years after the commencement of the EU regulation, there is still a lack of child-appropriate dosage forms, especially in the therapeutic area of cardiovascular drugs. Enalapril maleate (EM) was chosen from the substance class of ACE-inhibitors since it is frequently used in paediatrics and, despite of comprehensive clinical studies is not available in a child-appropriate dosage form. For this drug substance that is generally used at very low dosages in children, liquid formulations were prepared and characterized. Here, a higher dosing accuracy was found in comparison to divided EM tablets and a flexible dose titration was enabled. Supplementary to published data on the stability of extemporaneous formulations prepared from market products, the shelf life of various EM solutions of pH values ranging from 3.5 to 5 was determined. In liquid formulations a shelf life of 5-6 months was achieved by a stability promoting, low pH and was suitable for extemporaneous preparations, but was too short for the use as a market product.

Another objective of this study was to investigate whether the recently introduced platform technology of orodispersible mini-tablets (ODMTs) can be transferred to single-dosed EM formulations with low drug content. The tensile strength of the produced ODMTs ranged from 0.5 to 1.2 N/mm² and the tablets disintegrated within 1.7 to 10.5 s. A design of experiments was performed to evaluate the influence of the excipients on disintegration time, tensile strength, and stability of EM. A previously unpublished incompatibility of EM and α-lactose monohydrate in combination with sodium stearylfumarate was observed. The stability of formulations made of the mannitol-based ready to use excipient Ludiflash® and magnesium stearate was comparable to market products.

A direct compression of powder mixtures with low drug content resulted in high content variance, which was significantly higher in Ludiflash®-based ODMTs compared to FlowLac® 100-based ODMTs. Various approaches like wet and dry granulation or geometric blending were tested to improve content uniformity. This was successfully realized by roller compaction of the physical mixture at a specific compaction force of 4 kN/cm without separation of fines. By this means, ODMTs with 0.25 mg EM and less than 5% content variation could be produced from both mixtures. Thus, the developed methods enable the production of ODMTs with EM that comply with the recent pharmacopoeial requirements. Furthermore, the results can help transferring the ODMT-technology to low dose formulations with various drug substances.

Beside content uniformity, the disintegration time of ODMTs is a safety relevant product characteristic, especially for paediatric patients. A novel disintegration test was developed for this new, rapidly disintegrating dosage form. The sample is stressed by a constant force of 0.13 N, which corresponds to the experimentally determined tongue force in adults. Starting and endpoint of the disintegration are precisely detected by changes of the electrical resistance. Investigations on the characteristics of human saliva were performed to develop a new, biorelevant disintegration medium. Hereby, a discriminative test method was established that provides a reliable determination of very short disintegration times of less than 2 s and shows a good correlation (r=0.983) with in vivo values.

This study successfully proved for the first time the suitability of OMDTs as dosage forms with drug contents of less than 1 mg. The proposed formulations of 0.25, 0.50, and 1.25 mg EM provide child-appropriate, individual dosing in almost all paediatric subpopulations. On the basis of current knowledge, the newly developed ODMTs represent a safe and stable new dosage form for the treatment with EM. Future clinical studies in children shall investigate efficacy and safety of the new EM formulation.

6. Experimenteller Teil

6.1. Materialien

Tabelle 23: Wirkstoff, Fertigarzneimittel und Referenzsubstanzen

	Qualität	Charge	Hersteller
Enalaprilmaleat	Ph. Eur.	5119-09-084	Zhejiang Huahai, Zhejiang, China
Enalaprilmaleat-Tabletten	Fertigarzneimittel Xanef® cor	NM45680	MSD Sharp&Dohme, Haar, Deutschland
Enalaprilmaleat	CRS		EDQM, Straßburg, Frankreich
Enalaprilat	CRS		EDQM, Straßburg, Frankreich
Enalapril Verunreinigungen Ph.Eur. B, C, D, H, E (Mischung)	CRS		EDQM, Straßburg, Frankreich

Tabelle 24: Hilfsstoffe zur Tablettierung

	Handelsname	Charge	Bezugsquelle
sprühgetrocknetes α-Laktose-Monohydrat	FlowLac® 100	L0823A4950	Meggle, Wasserburg, Deutschland
mannitolbasierte, gebrauchsfertige Mischung	Ludiflash®	22742256P0	BASF, Ludwigshafen, Deutschland
quervernetztes Polyvinylpyrrolidon (Crospovidon)	Kollidon® CL-SF	17293109T0 und 75885368E0	BASF, Ludwigshafen, Deutschland
Magnesiumstearat		3043	Bärlocher, Unterschleissheim, Deutschland
Natriumstearylfumarat	PRUV®	280 und 388	JRS Pharma, Rosenberg, Deutschland

Tabelle 25: weitere Substanzen

	Qualität	Charge	Bezugsquelle
Acetonitril	p. a.	diverse	Sigma-Aldrich, Steinheim, Deutschland
Citronensäure-Anhydrat	p. a.	120152429	Carl Roth, Karlsruhe, Deutschland
Ethanol, abs.	p. a.	11H110526	VWR, Fontenay-sous-Bois, Frankreich
Kaliumdihydrogenphosphat	p. a.	0141	Grüssing, Filsum, Deutschland
Natriumbenzoat	p. a.	02720	Riedel de Haën, Seelze, Deutschland
Natriumcitrat-Dihydrat	p. a.	452252/1	Fluka, Sigma-Aldrich, Buchs, Schweiz
Natriumhydroxid 1N	p. a.	9595	Grüssing, Filsum, Deutschland

Phosphorsäure 85%	p. a.	130595	Bernd Kraft, Duisburg, Deutschland
Sucralose		20051101	InnoSweet, Braunschweig, Deutschland
Wasser	Ph. Eur.		Hergestellt durch Destillation aus demineralisiertem Wasser
demineralisiertes Wasser	Ph. Eur.		Hergestellt durch Umkehrosmose
Xanthangummi	Xantural 11k	3C7561K	CP Kelco, Großenbrode, Deutschland

6.1.1. Packmittel

Flüssige Arzneizubereitungen wurden in 100 ml Braunglasflaschen mit Schraubverschlüssen aus PP/PE HD (Remy und Geiser, Anhausen, Deutschland) aufbewahrt.

Die Lagerung der ODMTs erfolgte lichtgeschützt in Polyethylen-Beuteln. Zur Stabilitätsprüfung bei 40 °C/75% rF wurden jeweils ca. 40 ODMTs in ein Sachet aus Aluminiumfolie mit Polyethylenterephthalat-Beschichtung eingeschweißt. Die Dichtheit der Sachets wurde durch visuelle Kontrolle in einer Vakuumkammer geprüft.

6.1.2. Lagerbedingungen

Zur Tablettierung verwendete Hilfsstoffe, Pulvermischungen und hergestellte ODMTs wurden lichtgeschützt in einem klimatisierten Raum bei 21 °C/45% rF aufbewahrt. Speichelproben wurden bei -20 °C in einem Tiefkühlschrank (GP 1466, Liebherr, Österreich) gelagert. Die Lagerung flüssiger Zubereitungen bei 5 ± 2 °C erfolgte im Kühlschrank (FK EX 3600, Liebherr, Österreich), bei 25 ± 2 °C im Trockenschrank (U50, Memmert, Schwabach, Deutschland). In einem Hygrostat innerhalb des Trockenschranks wurden ODMTs über gesättigter Natriumbromid-Lösung bei 25 °C/58% rF aufbewahrt. Die Lagerung unter *accelerated conditions* gemäß ICH-Richtlinie Q1A (R2) bei 40 ± 2 °C und 75% rF erfolgte in einem Klimaschrank Typ KBF-720 (Binder, Tuttlingen, Deutschland). Für die Untersuchung des forcierten EM-Abbaus bei 65 °C wurden ein Trockenschrank Typ ET 6130 (Thermo scientific Heraeus, Langenselbold, Deutschland) verwendet.

6.2. Herstellungsmethoden

6.2.1. Halbieren von Tabletten

Xanef® cor Tabletten und die durch Teilung entstandenen Hälften wurden gewogen und aus der Massendifferenz der prozentuale Verlust berechnet. Zum Teilen von Hand wurden die Tabletten mit der breiten Bruchkerbe nach unten auf eine feste Unterlage gelegt und mit dem Daumen von oben auf die Bruchlinie gedrückt. Zur Bestimmung der Gleichförmigkeit des Gehalts wurden zehn Xanef® cor Tabletten mit einem Tablettenteiler in die Hälften A und B geteilt. Es wurden zehn A-Hälfen untersucht.

6.2.2. Flüssige EM-Zubereitungen

Suspension aus FAM

25 Xanef® cor Tabletten wurden unter Verwendung eines Ultraschallbades in 250,0 ml Wasser dispergiert. Die EM-Konzentration betrug 0,25 mg/ml. Je ca. 70 ml wurden in drei 100 ml Braunglasflaschen mit Schraubverschluss gefüllt und bei 5, 25 und 40 °C gelagert. Die zu untersuchenden Einzeldosen wurden mit einer 5 ml-Dosierspritze mit 0,5 ml-Graduierung entnommen.

EM-Lösungen

Aus einer Stammlösung mit 1 mg/ml EM und 2 mg/ml Citronensäureanhydrat wurden durch 1:1-Verdünnung mit Wasser Lösungen einer EM-Konzentration von 0,5 mg/ml hergestellt und mit 0,5 N NaOH auf die gewünschten pH-Werte eingestellt (pH-Meter 766 Calimatic, Knick, Berlin, Deutschland). Die Lösungen wurden in 100 ml Braunglasflaschen mit Schraubverschluss gefüllt und der pH-Wert erneut direkt in der Flasche gemessen.

6.2.3. Versuchsplan

Zur Erstellung des Versuchsplans (Abschnitt 3.3.4) wurde das Statistikprogramm Modde 9.0 (Umetrics, Umeå, Schweden) verwendet. In der erweiterten Form wurden 15 Experimente in zufälliger Reihenfolge durchgeführt. Da ein Mischen der eingesetzten Hilfsstoffe nicht praxisrelevant ist, wurde als Zentralpunkt mit zwei Wiederholungen eine Formulierung mit mittlerem EM-Gehalt analog zu Lud_MgS_8 (Tabelle 13, S.39) gewählt. Eine Rückregression zeigte keinen signifikanten Einfluss des EM-Gehalts auf die Antwortgrößen. Die unterschiedlichen EM-Konzentrationen wurden als Wiederholungen der Faktorkombinationen zusammengefasst und als 2^2 Versuchsplan mit zwölf Experimenten ausgewertet.

6.2.4. Mischen

Alle Pulvermischungen wurden mit einem Turbula-Mischer Typ T2C (W.A. Bachofen, Basel, Schweiz) hergestellt. Sämtliche Bestandteile der Mischung wurden in das Mischgefäß eingewogen (Sartorius universal MA AF 200, Sartorius, Göttingen, Deutschland). Je nach Volumen des Gutes wurden Weithalsflaschen mit Volumina von 500, 1000 oder 2000 ml verwendet. Die Mischdauer betrug 20 min, die Geschwindigkeit des Mischers 49 U/min.

6.2.5. Tablettierung

Zur Herstellung der ODMTs wurde eine Rundläuferpresse des Typs Pressima (IMA Kilian, Köln, Deutschland) in der Version MX-EU-B/D verwendet. Die Instrumentierung erfasste die Kräfte an Ober- und Unterstempel bei Passage der Vor- und Hauptdruckrollen, sowie Aushebe- und Abstreifkraft. Mit der Software MS 2300 (IMA Kilian) konnten die Daten auf einem Computer aufgezeichnet und ausgewertet werden. Die Matritzenbefüllung erfolgte mit einem Rührflügelfüllschuh, dessen Antrieb unabhängig von dem der Matritzenscheibe regelbar war. Die eingesetzten EU-B Tablettierwerkzeuge waren als 19-fache, konkave Stempel mit 1,4 mm Wölbungsradius und 2 mm Durchmesser gefertigt (Ritter Pharma-Technik, Stapelfeld, Deutschland). Sofern nicht anders angegeben, wurde ohne Vordruck mit einer Kraft von 6 kN tablettiert (Querschnittsfläche des 19-fach Stempels 59,7 mm²; entsprechend 5,3 MPa pro ODMT). Die Geschwindigkeit der Matritzenscheibe betrug 15 U/min, die des Rührflügelantriebs 10 U/min. Das Tablettengewicht wurde auf 6,25 mg eingestellt. Die ODMTs wurden auf einem 125 µm Luftstrahlsieb (Hosokawa Alpine, Augsburg, Deutschland) bei einem Unterdruck von 600 Pa für 90 s entstaubt.

6.2.6. Feuchtgranulierung

20 g EM wurden genau gewogen und in 300 ml Ethanol 96% gelöst. Unter schrittweiser Zugabe der Wirkstofflösung wurden 445 g FlowLac® 100 in einer emaillierten Fantaschale von Hand mit einem Schneebesen granuliert. Die Trocknung erfolgte mit mehrfachem Luftwechsel in einem Vakuumtrockenschrank VT 6060 M (Thermo scientific Heraeus, Langenselbold, Deutschland) bei 35 °C und Unterdruck (< 200 mbar) über 36 h. Dem getrockneten Granulat wurden 2% Kollidon® CL-SF und 5% NaSF beigemischt. Die Mischung wurde gesiebt (Maschenweite 315 µm) und, wie unter 6.2.5 beschrieben, tablettiert.

6.2.7. Mehrstufenmischverfahren

Abbildung 45 zeigt schematisch den Herstellungsprozess im Mehrstufenmischverfahren. EM wurde ungefähr im Verhältnis 1:1 mit Ludiflash® bzw. FlowLac® 100 und Kollidon® CL-SF für 20 min im Turbula-Mischer gemischt. Durch weitere Hilfsstoffzugabe wurde die Mischung auf 600 g aufgestockt und in drei gleiche Teile geteilt. Diese wurden nach erneuter Hilfsstoffzugabe separat gemischt und anschließend vereinigt. Eine kleinere Teilmenge wurde zur Direkttablettierung entnommen, die Restmenge mit dem Walzenkompaktor granuliert.

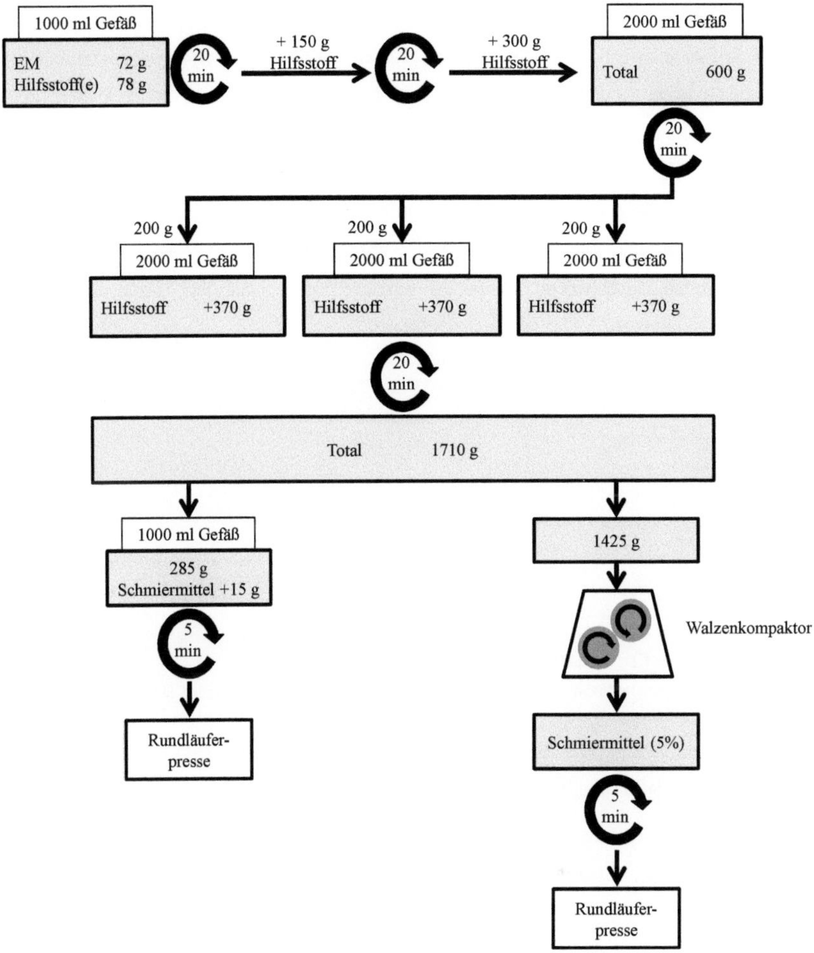

Abbildung 45: Schematische Darstellung des Herstellungsprozesses der in den Abschnitten 3.4.3 und 3.4.4 beschriebenen ODMTs.

6.2.8. Trockengranulierung

Die physikalischen Mischungen wurden mit einem Walzenkompaktor Mini-Pactor® 250/25 (Gerteis, Jona, Schweiz) granuliert. Die gewählte Walzengeschwindigkeit von 2 U/min und die Spaltweite von 2 mm blieben über den Prozess konstant. Die bei spezifischen Kompaktierkräften von 4 und 8 kN/cm hergestellten Schülpen wurden mit dem integrierten Sterngranulator durch ein 0,8 mm Sieb granuliert. Der Feinanteil wurde nicht abgetrennt. Die Granulate wurden mit 5% NaSF versetzt und für 5 min gemischt.

6.3. Sammlung von Speichelproben

Von 18 Freiwilligen im Alter von 26 bis 57 Jahren wurden Speichelproben gesammelt. Die Probanden wurden gebeten, zwei Stunden vor der Speichelsammlung außer Wasser keine Nahrung zu sich zu nehmen. Sie erhielten ein Formblatt mit Anweisungen, auf dem Geschlecht, Alter, Nummer des Probengefäßes und Zungentemperatur eingetragen wurden (Abbildung 46). Die Zungentemperatur wurde mit einem Infrarot-Thermometer (LaserSight, Optris, Berlin, Deutschland) bestimmt. Die Probanden wurden aufgefordert, 100 ml Wasser zu trinken und 5 min zu warten, anschließend einmal zu schlucken und dann über 5 min Speichel im Probengefäß zu sammeln.

Ablauf

Probengefäß:

- 100 ml Wasser trinken
- 5 min warten
- schlucken
- Ohne zu schlucken über 5 min Speichel in Probenröhrchen sammeln.

Datum:	Uhrzeit:	Temperatur [°C] auf der Zunge:
Alter:		

Geschlecht: m ☐ w ☐

Raucher/-in: ja ☐ nein ☐

Die letzte Nahrungsaufnahme (ausgenommen Wasser) liegt mindestens zwei Stunden zurück.

☐ Trifft zu.

☐ Trifft nicht zu. Zuletzt gegessen/getrunken habe ich vor ca. .... Minuten.

Abbildung 46: Formblatt zur Speichelsammlung

Die Proben weiblicher und männlicher Spender wurden jeweils vereinigt und pH-Wert (pH-Meter 766 Calimatic, Knick, Berlin, Deutschland) sowie die dynamische Viskosität (Methode 6.7.16) bestimmt. Proben zur späteren Untersuchung der Osmolalität (Methode 6.7.1) wurden in Eppendorf-Gefäßen tiefgekühlt.

6.4. Messung der Zungenkraft

Die Zungenkraft wurde bei sechs Freiwilligen (3 w/3 m) im Alter von 25 bis 28 Jahren mit dem Texture Analyser XT2i (Stable Micro Systems, Godalming, Großbritannien) gemessen. Ein zylindrischer Sondenkopf mit 2 mm Durchmesser wurde verwendet, dessen Position auf eine dem Probanden angenehme Höhe eingestellt wurde. Mit der Zungenspitze sollte die Sonde so stark nach oben gedrückt werden, dass der Druck dem eigenen Empfinden beim Bewegen einer Mini-Tablette in der Mundhöhle entspricht. Über einen Zeitraum von 5 s wurde die Kraft aufgezeichnet. Es wurden drei Messung pro Person durchgeführt. Die Auswertung erfolgte durch

Impulsanalyse mit dem Datenanalyse-Programm OriginPro 8.5G (Origin Lab, Northampton, MA, USA).

6.5. Auswertung der Literaturdaten zu Speichel

Aus folgenden Studien wurden Daten zu den Eigenschaften kindlichen Speichels erhoben: Andersson, 1972; Avşar *et al.*, 2009; Bassoukou *et al.*, 2008; Ben-Aryeh *et al.*, 1990; Ben-Aryeh *et al.*, 1984a; Ben-Aryeh *et al.*, 1984b; Bretz *et al.*, 2001; Cogulu *et al.*, 2006; Dezan *et al.*, 2002; Gerscovich *et al.*, 1972; Kavanagh *et al.*, 1998; Kavanagh und Svehla, 1998; Klingberg *et al.*, 2007; Magnusson, 1968; Martins *et al.*, 2008; Rotteveel *et al.*, 2004; Sánchez und Fernandez De Preliasco, 2003; Siqueira und Nicolau, 2002; Siqueira *et al.*, 2005; Watanabe und Dawes, 1990; Watanabe *et al.*, 1995; Wu *et al.*, 2008; Yarat *et al.*, 1999.

Die Daten aller Studien wurden in einer Tabelle dem angegebenen Alter der Probanden zugeordnet. Für jede Altersgruppe wurde ein Mittelwert gebildet, in den die Einzelwerte nach Stichprobenumfang gewichtet eingingen.

6.6. Verfügbarkeit kindgerechter Fertigarzneimitteln

Die verfügbaren Darreichungsformen wurden der Roten Liste®, der Gelben Liste Pharmindex und der ZAK®-Datenbank entnommen (Rote Liste® Service GmbH, 2012; Medizinische Medien Informations GmbH, 2012; HEXAL-Initiative Kinderarzneimittel, 2012). Aus den Fachinformationen wurde das Alter ermittelt, ab dem das Medikament zur Behandlung zugelassen ist. Lag keine eindeutige Altersangabe vor, erfolgte die Zuordnung entsprechend Tabelle 2 (S. 4).

6.7. Analysenmethoden

6.7.1. Hochleistungsflüssigchromatographie (HPLC)

Es wurde ein Hitachi-VWR Elite LaChrom System (VWR, Darmstadt, Deutschland) eingesetzt, bestehend aus dem automatischen Probengeber L-2200, der Hochdruckpumpe L-2130, dem Säulenofen L-2300 und dem UV-Detektor L-2400. Eine CC 250/4 Nucleosil 100-5 C18 HD Säule (Machery-Nagel, Düren, Deutschland) diente als stationäre Phase. Die mobile Phase setzte sich im Verhältnis 25:75 (V/V) aus Acetonitril und 1 mM Kaliumdihydrogenphosphatpuffer (pH 2,00) zusammen. Die Flussrate betrug 1,2 ml/min; die Säulentemperatur 65 °C. Die Detektion erfolgte bei 215 nm. Es wurden 30 µl injiziert.

Der für die Gehaltsbestimmung festgelegte Arbeitsbereich sollte 50-150% des deklarierten Gehalts umfassen. Da sich die Probenkonzentrationen stark unterschieden, Verdünnungsschritte aber vermieden werden sollten, wurde der Arbeitsbereich in zwei aneinander angrenzende Konzentrationsbereiche (0,6-12 µg/ml und 12-73 µg/ml) aufgeteilt und durch separate Kalibrierungen erfasst. Die Korrelation von Signalfläche und EM-Konzentration war bei nahezu identischer Steigung in beiden Bereiche linear (R^2=1,000). Eine Regressionsgerade durch alle Messpunkte (Abbildung 47) hatte die Funktion y=103923x-891 (R^2=1,000). Die Linearität über einen sehr breiten Arbeitsbereich war somit gegeben.

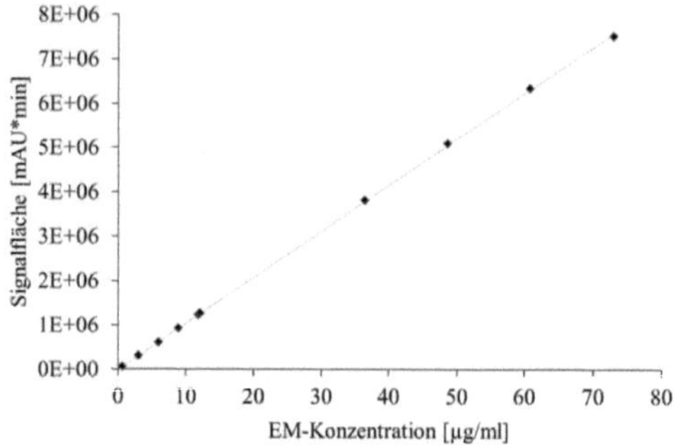

Abbildung 47: Kalibriergerade zur Quantifizierung von Enalapril; Messpunkte entsprechen den Mittelwerten nach Dreifachinjektion

Die Systempräzision wurde durch sechsmalige Injektion derselben Probe bestimmt und betrug 0,19%. Die Wiederfindungsrate wurde durch Aufstocken von Matrixlösungen auf vier Konzentrationsniveaus bestimmt. Sie betrug in einer Matrix aus FlowLac® 100, MgS und Kollidon® CL-SF 99,59%, in einer Matrix aus Ludiflash® und NaSF 100,15%. Bei Injektion der wirkstofffreien Matrix wurde kein Signal detektiert.

Zur Quantifizierung des Abbauprodukts Enalaprilat wurde eine Kalibrierung mit der chemischen Referenzsubstanz auf fünf Konzentrationsniveaus durchgeführt. Die Kalibrierung war über den Arbeitsbereich von 0,2 bis 1 µg/ml linear und wurde durch die Funktion y=137261x+484 beschrieben (R^2=0,999).

Abbildung 48 zeigt zwei exemplarische Chromatogramme einer auf pH 4,74 gepufferten EM-Lösung nach Lagerung bei 25 und 65 °C, mit teilweisem und vollständig zersetztem Wirkstoff. Die Identifizierung der Signale bei Retentionszeiten von 1,7, 2,4 und 5,9 min erfolgte durch Referenzsubstanzen. Das Abbauprodukt DKP (Strukturformel s. Abbildung 9, S. 29), das nicht als CRS verfügbar ist, wurde per LC-MS identifiziert.

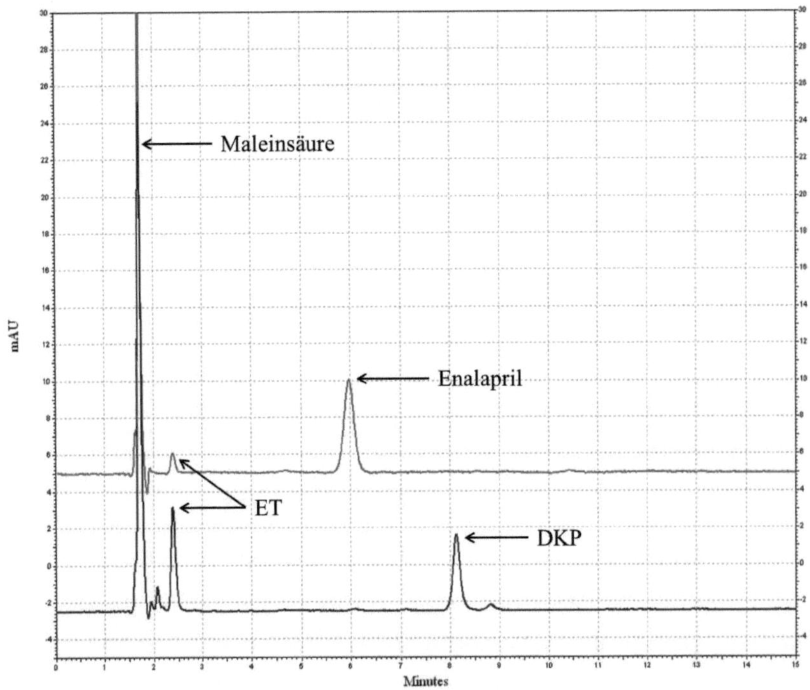

Abbildung 48: HPLC-Chromatogramme einer EM-Lösung nach teilweisem und vollständigem EM-Abbau

Probenvorbereitung zur Bestimmung der Gleichförmigkeit des Gehalts

Zehn Tablettenhälften bzw. ODMTs wurden einzeln gewogen (MC 210 P, Sartorius, Göttingen, Deutschland) und in je 100,0 ml Wasser für 20 min im Ultraschallbad (Sonorex Super 10P, Bandelin, Berlin, Deutschland) dispergiert. 2 ml wurden durch einen Polypropylenfilter (Porengröße 0,45 µm) filtriert, wovon die erste Hälfte verworfen und die zweite Hälfte des Filtrats für die Gehaltsbestimmung verwendet wurde. Die Proben der Chargen aus Kapitel 3.4 wurde in 50,0 ml Wasser dispergiert, die weitere Aufarbeitung war identisch.

Aus der Suspension (Abschnitt 3.2.3) wurden mit einer Dosierspritze zehn Einzeldosen zu je 2 bzw. 5 ml entnommen und direkt in einen 100 ml Messkolben überführt. Die entnommenen Proben wurden mit Wasser zu 100,0 ml verdünnt und analog zu den ODMTs filtriert.

Probenvorbereitung zur Stabilitätsprüfung

Von jeder ODMT-Charge wurden drei Stichproben à zehn ODMTs gezogen, gewogen (MC 210 P, Sartorius) und in 250,0 ml Wasser 20 min im Ultraschallbad dispergiert. 2 ml wurden durch einen Polypropylenfilter (Porengröße 0,45 µm) filtriert, wovon die erste Hälfte verworfen und die zweite Hälfte des Filtrats für die Gehaltsbestimmung verwendet wurde. Waren die ODMTs in Aluminium-Sachets eingeschweißt, wurden die Stichproben aus drei Sachets entnommen.

Vor Probenentnahme aus den EM-Lösungen wurde diese zum Temperaturangleich auf einer Schüttelplatte drei Stunden geschüttelt. Es wurde 1,0 ml entnommen und mit Wasser auf 100,0 ml verdünnt. Die verdünnte Probenlösung wurde per HPLC analysiert.

Berechnung des Akzeptanzwertes (AV)

Entsprechend der Arzneibuchmonographie 2.9.40 (Ph. Eur.) berechnet sich der Akzeptanzwert nach Gleichung 5.

$$AV = |M - \bar{X}| + k * s$$

Gleichung 5: Formel zur Berechnung des Akzeptanzwertes; M: Referenzwert; $\bar{X}$: Mittelwert der Einzelgehalte in Prozent des deklarierten Gehalts; k: Akzeptanzkonstante (für n=10: k=2,4; für n=30: k=2,0); s: Standardabweichung der prozentualen Einzelgehalte

Chargen mit einem Akzeptanzwert $\leq$ 15 entsprechen der Monographie.

6.7.2. Gekoppelte Flüssigchromatographie-Massenspektroskopie (LC-MS)

Die Abbauprodukte von EM wurden mit einem HPLC-System Series II 1090 (Hewlett Packard, Waldbronn, Deutschland) mit Elektrospray-Massendetektion (Series 1100 MSD, Hewlett Packard) identifiziert. Die Steuerung erfolgte mittels ChemStation Software (Rev.A.09.01, Agilent Technologies, Santa Clara, CA, USA). Es wurde die HPLC-Methode zur Gehaltsbestimmung übernommen, jedoch der Kaliumdihydrogenphosphat-Puffer durch mit Salzsäure auf pH 2,00 eingestelltes Wasser ersetzt und die Flussrate auf 0,9 ml/min reduziert. Die Detektion erfolgte bei negativer Ionisation. Die Temperatur in der Spühkammer betrug 300 °C, der Sprühdruck 2,07 bar (30 psi). Die Zersetzungsprodukte ET und DKP wurden über Massen-Ladungsverhältnisse (m/z) von 347 bzw. 329 nachgewiesen.

6.7.3. Laserdiffraktometrie

Die Partikelgrößenverteilung von Pulvern wurde mit einem Helos 1402 KF Magic Laserdiffraktometer (SympaTec, Clausthal-Zellerfeld, Germany) bestimmt. Die Proben wurden einem Vibrationsdosierer (Vibri, SympaTec) der Dispergiereinheit (Rodos, SympaTec) zugeführt und mit 2 bar Druckluft dispergiert. Mit dem eingesetzten Linsensystem betrug der Messbereich 1,8 bis 350 µm. Es wurden nur Messungen mit einer optischen Dichte zwischen 5 und 10% akzeptiert. Alle Proben wurden dreifach vermessen.

6.7.4. Rasterelektronenmikroskopie (REM)

Die REM-Aufnahmen wurden mit einem Phenom G2 pro (Phenom-World, Eindhoven, Niederlande) aufgenommen. Eine Vorbehandlung der Proben war nicht notwendig.

6.7.5. Heliumpyknometrie

Per Heliumpyknometrie (Accupyc 1330, Micrometrics, Aachen, Deutschland) wurde die wahre Dichte von Pulvern bestimmt. Das Volumen der Messkammer betrug 3,5 cm^3. Es wurde bei 25 °C unter Verwendung der Standardmessprozedur gemessen. Alle Messungen wurden dreifach durchgeführt.

6.7.6. Fließfähigkeit (ffc-Wert)

Die Fließfähigkeit von Pulvern und Granulaten wurde mit einer Ringscherzelle RST 01.pc (Dr. Schulze, Wolfenbüttel, Deutschland) und der zugehörigen Software (RST Control 97) bestimmt. Dabei wurden die Proben zunächst mit einer Normalspannung von 5000 Pa belastet und in aufsteigender Reihenfolge bei 1000, 2000, 3000 und 4000 Pa abgeschert. Durch Bestimmung der Fließgrenze konnte das Verhältnis (ffc) aus Verfestigungsspannung und Schüttgutfestigkeit errechnet werden. Es wurden zwei Wiederholungsmessungen durchgeführt.

6.7.7. Bildanalyse

Zur Größenbestimmung der ODMTs wurde ein Stereomikroskop MZ 75 mit Digitalkamera DC 300 F (Leica Microsystems, Wetzlar, Deutschland) verwendet. Die Bestimmung der Steg- und Kalottenhöhe sowie des Tablettendurchmessers erfolgte rechnergestützt mit dem Programm Leica QWin (Leica Microsystems, Cambridge, Großbritannien).

6.7.8. Friabilität

Der Abrieb der ODMTs wurde nach einer von Stoltenberg und Breitkreutz (2011) vorgeschlagenen Methode bestimmt, die ursprünglich für Pellets entwickelt wurde (Sucker, 1982). Von jeder Charge wurden drei Proben zu je 1 g in Rollrandgläschen (55x26 mm) eingewogen und auf einer Schüttelplatte SM 25 (Bühler, Hechingen, Deutschland) bei 200 Bewegungen/min 60 min geschüttelt. Nach Entstauben auf einem 125 µm Luftstrahlsieb (s. 6.2.5) wurde der prozentuale Massenverlust ermittelt. Chargen mit einem Massenverlust $< 1\%$ wurden als den Anforderungen der Ph. Eur.-Monographie 2.9.7 entsprechend angesehen.

6.7.9. Bruchkraft

Die Bruchkraft wurde mit einem Texture Analyser XT2i (Stable Micro Systems, Godalming, Großbritannien) durch radiale Belastung der Proben mit einem 2 mm Sondenkopf gemessen. Nach erstem Kontakt wurden die ODMTs auf bis zu 50% ihres ursprünglichen Durchmessers deformiert. Ein Kraft-Weg-Diagramm wurde aufgezeichnet und das erste auftretende Kraftmaximum als Bruchkraft definiert. Pro Charge wurden 20 ODMTs vermessen.

6.7.10. EM-Freisetzung

In einem 450 ml Freisetzungsgefäß wurden, unter Verwendung eines Blattrührers (Erweka, Basel, Schweiz) bei 100 U/min, fünf ODMTs gleichzeitig in 200 g entgastem, demineralisiertem Wasser freigesetzt. Die Temperatur wurde durch ein Wasserbad (Erweka) konstant bei 35 °C gehalten. Freisetzungsprofile konnten, durch spektroskopische Quantifizierung bei 219 nm mit einer faseroptischen Sonde (USB 4000, Ocean Optics, Ostfildern, Deutschland), direkt im Medium aufgezeichnet werden. Die Abtastfrequenz betrug 0,833 s^{-1}. Alle Messungen wurden zweimal wiederholt.

6.7.11. Zerfallszeit

Für die Bestimmung der Zerfallszeit wurde das in Kapitel 3.6 beschriebene Zerfallstestgerät verwendet. Mit einer Einkanalpipette (Reference variabel, Eppendorf, Hamburg, Deutschland) wurden 0,5 ml des angegebenen Zerfallsmediums zugegeben.

Die Zerfallszeit der im Rahmen des Versuchsplans untersuchten ODMTs wurde in einer 0,025%igen Xanthanlösung mit dem neuentwickelten Zerfallstestgerät bestimmt. Das Medium hatte Raumtemperatur. Zur Temperierung des Zerfallsmediums auf 36 °C wurde ein Wasserbad verwendet (Paratherm, Julabo, Seelbach, Deutschland). Für Vorversuche mit der entwickelten Messzelle wurde ein Elektrometer (Model 6514, Keithley instruments, Cleveland, OH, USA) eingesetzt.

6.7.12. Potentiometrische Geschmacksmessung

Zur Untersuchung des Geschmacks wurde das Messsystem TS-5000Z (Insent, Atsugi-Shi, Japan) verwendet. Abbildung 49 zeigt die an den Bittersensoren SB2AC0 und SB2AN0 gemessenen Potentialdifferenzen bei unterschiedlichen Konzentrationen einer EM-Standardlösung. Ein linearer Zusammenhang bei halblogarithmischer Darstellung bestand in einem Konzentrationsbereich von 0,82 bis 2,10 mg/100 ml. Die ebenfalls eingesetzten, anderen

Geschmacksrichtungen zugeordneten Sensoren SB2AAE, SB2CT0, SB2CA0, SB2C00 und SB2AE1 zeigten keine konzentrationsabhängige Potentialänderung.

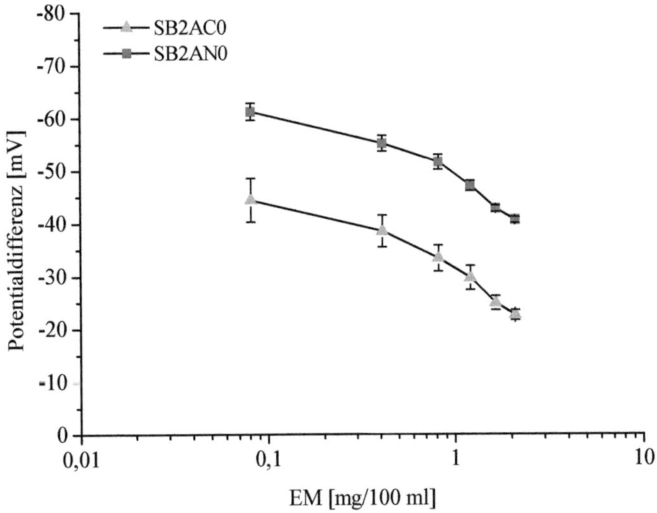

Abbildung 49: Kalibrierung mit EM-Standardlösungen; konzentrationsabhängige Potentialdifferenz an den Bittersensoren SB2AC0 und SB2AN0; MW ± s; n=4

6.7.13. Dynamische Wasserdampfsorption und Desorption

Von Arzneistoff, Hilfsstoffen und ausgewählten ODMT-Chargen wurde die Wasserdampfsorption und Desorption bei 25 °C von 0% bis 90% rF und zurück in 5% Schritten bestimmt. Hierfür wurde das Messsystem SPS11-10µ (Projekt Messtechnik, Ulm, Deutschland) verwendet. Die Probenmasse betrug ca. 0,8 g. Eine Probe galt als equilibriert, wenn sich die Masse innerhalb von 30 min um nicht mehr als 0,01% änderte. Die maximale Equilibrierdauer wurde mit 36 h festgesetzt.

6.7.14. Restfeuchtebestimmung

Die Restfeuchte eines Granulats (Abschnitt 3.4.2) wurde mit einer Infrarotwaage (MA 100, Sartorius, Göttingen, Deutschland) bei 80 °C bestimmt.

6.7.15. Osmolalitätsmessung

Die Osmolalität der Speichelproben (Abschnitt 3.6.3) wurde mit einem Dampfdruckosmometer K-11.00 (Knauer, Berlin, Deutschland) bestimmt. Die Messdauer betrug 4 min. Eine

Kalibrierung erfolgte auf fünf Niveaus mit Natriumchlorid-Lösungen von 27 bis 311 mosmol/kg (R^2=0,982). Alle Proben wurden dreifach vermessen.

6.7.16. Viskositätsmessung

Die dynamische Viskosität wurde bei 36 °C mit einem Kinexus Rotationsrheometer (Malvern Instruments, Malvern, Großbritannien) bestimmt. Mit einer Platte-Kegel-Messgeometrie (1° Öffnungswinkel, 60 mm Durchmesser) wurde für alle Proben eine stationäre Schergefälle-Rampe von 0,1 bis 100 s^{-1} aufgenommen. Die Niveaus waren logarithmisch verteilt, so dass zehn Messwerte pro Dekade erhalten wurden. Von jeder Probe wurde drei Messungen durchgeführt.

6.7.17. Bildgebende Nahinfrarotspektroskopie (NIR-CI)

Die nahinfrarotspektroskopische Aufnahme wurde mit einem NIR-CI Mikroskop 2450 und der Software SapphireGo sowie ISys 5.0 (Malvern Instruments, Malvern, Großbritannien) erstellt. Bei einer Wellenlänge von 2060 nm konnten die Ludiflash®-basierte HCT-Zubereitung und die FlowLac® 100-basierte EM-Zubereitung ausreichend gut differenziert werden.

7. Literatur

Aagaard, L. und Hansen, E.H. (2011). *Prescribing of medicines in the Danish paediatric population outwith the licensed age group: Characteristics of adverse drug reactions*. British Journal of Clinical Pharmacology, (71) 5, 751-757.

Abdelbary, G., Eouani, C., Prinderre, P., Joachim, J., Reynier, J. und Piccerelle, P. (2005). *Determination of the in vitro disintegration profile of rapidly disintegrating tablets and correlation with oral disintegration*. International Journal of Pharmaceutics, (292) 1-2, 29-41.

Al-Omari, M.M., Abdelah, M.K., Badwan, A.A. und Jaber, A.M.Y. (2001). *Effect of the drug-matrix on the stability of enalapril maleate in tablet formulations*. Journal of Pharmaceutical and Biomedical Analysis, (25) 5-6, 893-902.

Allen Jr, L.V. und Erickson, M.A. (1998). *Stability of alprazolam, chloroquine phosphate, cisapride, enalapril maleate, and hydralazine hydrochloride in extemporaneously compounded oral liquids*. American Journal of Health-System Pharmacy, (55) 18, 1915-1920.

Andersson, R. (1972). *The flow rate, pH and buffer effect of mixed saliva in schoolchildren*. Odontologisk revy, (23) 4, 421-428.

Avşar, A., Darka, O., Bodrumlu, E.H. und Bek, Y. (2009). *Evaluation of the relationship between passive smoking and salivary electrolytes, protein, secretory IgA, sialic acid and amylase in young children*. Archives of Oral Biology, (54) 5, 457-463.

Bajcetic, M., Jelisavcic, M., Mitrovic, J., Divac, N., Simeunovic, S., Samardzic, R. und Gorodischer, R. (2005). *Off label and unlicensed drugs use in paediatric cardiology*. European Journal of Clinical Pharmacology, (61) 10, 775-779.

Barnscheid, L. (2007). *Kindgerechte Arzneizubereitungen mit diuretischen Wirkstoffen*. Dissertation, Heinrich-Heine-Universität Düsseldorf.

Barnscheid, L., Kakkanattuparambil, J., Yildirim, H. und Breitkreutz, J. (2006). *Hydrochlorothiazid: Kapsel-Herstellung auf dem Prüfstand*. Pharmazeutische Zeitung, (151) 51-52, 26-30.

Bassoukou, I.H., Nicolau, J. und Santos, M.T. (2008). *Saliva flow rate, buffer capacity, and pH of autistic individuals.* Clinical Oral Investigations, (13) 1, 23-27.

Ben-Aryeh, H., Fisher, M., Szargel, R. und Laufer, D. (1990). *Composition of whole unstimulated saliva of healthy children: Changes with age.* Archives of Oral Biology, (35) 11, 929-931.

Ben-Aryeh, H., Lapid, S., Szargel, R., Benderly, A. und Gutman, D. (1984a). *Composition of whole unstimulated saliva of human infants.* Archives of Oral Biology, (29) 5, 357-362.

Ben-Aryeh, H., Miron, D., Szargel, R. und Gutman, D. (1984b). *Whole-saliva secretion rates in old and young healthy subjects.* Journal of Dental Research, (63) 9, 1147-1148.

Bharate, S.S., Bharate, S.B. und Bajaj, A.N. (2010). *Interactions and incompatibilities of pharmaceutical excipients with active pharmaceutical ingredients: A comprehensive review.* Journal of Excipients and Food Chemicals, (1) 3, 3-26.

Bhardwaj, S.P. und Singh, S. (2008). *Study of forced degradation behavior of enalapril maleate by LC and LC-MS and development of a validated stability-indicating assay method.* Journal of Pharmaceutical and Biomedical Analysis, (46) 1, 113-120.

Boulton, D.W., Woods, D.J., Fawcett, J.P. und Tucker, I.G. (1994). *The stability of an enalapril maleate oral solution prepared from tablets.* Australian Journal of Hospital Pharmacy, (24) 2, 151-156.

Bretz, W.A., Do Valle, E.V., Jacobson, J.J., Marchi, F., Mendes, S., Nor, J.E., Cançado, M.F. und Schneider, L.G. (2001). *Unstimulated salivary flow rates of young children.* Oral Surgery, Oral Medicine, Oral Pathology, Oral Radiology, and Endodontics, (91) 5, 541-545.

Brniak, W., Krupa, A. und Jachowicz, R. (2011). *Application of novel disintegration apparatus to evaluation of co-processed directly compressible excipients for preparation of orodispersible tablets (ODT).* Posterpräsentation. 6th Polish-German Symposium, Düsseldorf.

Carstensen, J.T. und Dali, M.V. (1996). *Blending validation and content uniformity of low-content, noncohesive powder blends.* Drug Development and Industrial Pharmacy, (22) 4, 285-290.

Chalumeau, M., Pons, G., Treluyer, J.M., Salanave, B., Assathiany, R., Cheron, G., Crocheton, N., Rougeron, C., Mares, M. und Breart, G. (2000). *Off label and unlicensed drug use among French office based paediatricians*. Archives of Disease in Childhood, (83) 6, 502-505.

Cogulu, D., Sabah, E., Kutukculer, N. und Ozkinay, F. (2006). *Evaluation of the relationship between caries indices and salivary secretory IgA, salivary pH, buffering capacity and flow rate in children with Down's syndrome*. Archives of Oral Biology, (51) 1, 23-28.

Conroy, S., McIntyre, J. und Choonara, I. (1999). *Unlicensed and off label drug use in neonates*. Archives of Disease in Childhood: Fetal and Neonatal Edition, (80) 2, F142-F145.

Conroy, S. und Peden, V. (2001). *Unlicensed and off label analgesic use in paediatric pain management*. Paediatric Anaesthesia, (11) 4, 431-436.

Conroy, S., Raffaelli, M.P., Rocchi, F., Bonati, M., Jong, G., De Hoog, M., Van Den Anker, J., Choonara, I., Impicciatore, P., Mohn, A., Arnell, H., Rane, A., Knoeppel, C., Seyberth, H. und Pandolfini, C. (2000). *Survey of unlicensed and off label drug use in paediatric wards in European countries*. British Medical Journal, (320) 7227, 79-82.

Cotton, M.L., Wu, D.W. und Vadas, E.B. (1987). *Drug-excipient interaction study of enalapril maleate using thermal analysis and scanning electron microscopy*. International Journal of Pharmaceutics, (40) 1-2, 129-142.

Devi, M.V. und Babu, P.S.S.K. (2000). *Drug-excipient interaction studies on enalapril maleate*. Int. J. Pharm. Excipients, (2), 153-158.

Dezan, C.C., Nicolau, J., Souza, D.N. und Walter, L.R.F. (2002). *Flow rate, amylase activity, and protein and sialic acid concentrations of saliva from children aged 18, 30 and 42 months attending a baby clinic*. Archives of Oral Biology, (47) 6, 423-427.

Dibdin, G.H., Shellis, R.P. und Dawes, C. (1986). *A comparison of the potassium content and osmolality of plaque fluid and saliva, and the effects of plaque storage*. Journal of Dental Research, (65) 8, 1053-1056.

Dor, P.J.M. und Fix, J.A. (2000). *In vitro determination of disintegration time of quick-dissolve tablets using a new method*. Pharmaceutical Development and Technology, (5) 4, 575-577.

Ebel, S. (2006). *Enalaprilmaleat*. Arzneibuchkommentar. Wissenschaftliche Verlagsgesellschaft, Stuttgart.

Egermann, H. (1985). *Extension of Johnson's equation of homogeneity of random mixtures.* Journal of Pharmacy and Pharmacology, (37) 7, 491-492.

Egermann, H. (1994). *Mischen von Feststoffen.* S.565-582 In: von Bruchhausen, F. (Hrsg.): Hagers Handbuch der Pharmazeutischen Praxis. Springer, Berlin.

Egermann, H. und Pichler, E. (1988). *Significance of drug content and of drug proportion to the content uniformity of solid dosage forms.* Acta Pharmaceutica Jugoslavica, (38) 4, 279-286.

El-Arini, S.K. und Clas, S.D. (2002). *Evaluation of disintegration testing of different fast dissolving tablets using the texture analyzer.* Pharmaceutical Development and Technology, (7) 3, 361-371.

European Medicines Agency (EMA) (2001). *Note for guidance on clinical investigations of medicinal products in the pardiatric population.* CPMP/ICH/2711/99.

European Medicines Agency (EMA) (2009). *Reflection paper: Formulations of choice for the paediatric population.* EMEA/CHMP/PEG/194810/2005.

European Medicines Agency (EMA) (2012a). *Paediatric Commitee (PDCO): Meeting report April 2012.* EMA/PDCO/243834/2012.

European Medicines Agency (EMA) (2012b). *Revised priority list for studies into off-patent paediatric medicinal products.* EMA/98717/2012.

Ericsson, Y. und Stjernström, L. (1951). *Saliva viscosity measurements.* Oral Surgery, Oral Medicine, Oral Pathology, (4) 11, 1465-1474.

Europäische Union (EU) (2006). *Verordnung (EG) Nr. 1901/2006.* L378/371 - L378/319

European Paediatric Formulation Initiative (2012). *STEP Database.* http://www.eupfi.org/gpage11.html, zuletzt aufgerufen: 09.05.2012.

Eurostat (2011). *Europe in figures - Eurostat yearbook 2011.* Europäische Union.

Food and Drug Administration (FDA) (2008). *Guidance for Industry Orally Disintegrating Tablets.* http://www.fda.gov/downloads/Drugs/GuidanceComplianceRegulatoryInformation/Guidances/ucm070578.pdf.

Fell, J.T. und Newton, J.M. (1970). *Determination of tablet strength by the diametral-compression test.* Journal of Pharmaceutical Sciences, (59) 5, 688-691.

Fischbach, M.S., Gold, J.L., Lee, M., Dergal, J.M., Litner, G.M. und Rochon, P.A. (2001). *Pill-splitting in a long-term care facility.* Canadian Medical Association Journal, (164) 6, 785-786.

Förstermann, U. (2009). *Pharmakologie des cardiovaskulären Systems - die Blutgefäße - Behandlung der Hypertonie und Hypotonie.* S.449-485 In: Aktories, K., Förstermann, U., Hofmann, F.B., Starke, K. (Hrsg.): Allgemeine und spezielle Pharmakologie und Toxikologie. Elsevier Urban & Fischer München.

Franc, A., Rabišková, M. und Goněc, R. (2011). *Impregnation: a progressive method in the production of solid dosage forms with low content of poorly soluble drugs.* European Journal of Parenteral and Pharmaceutical Sciences, (16) 3, 85-91.

Gavrilov, V., Lifshitz, M., Levy, J. und Gorodischer, R. (2000). *Unlicensed and off-label medication use in a general pediatrics ambulatory hospital unit in Israel.* Israel Medical Association Journal, (2) 8, 595-597.

Gerscovich, J., Galagovsky, M. und Iconikoff, L. (1972). *The pH value of the saliva in babies aged between 3-6 months.* El pH de la reaccion salival en los ninos de 3-6 meses de edad., (36) 72, 202-206.

Grießmann, K., Breitkreutz, J., Schubert-Zsilavecz, M. und Abdel-Tawab, M. (2007). *Dosing accuracy of measuring devices provided with antibiotic oral suspensions.* Paediatric and Perinatal Drug Therapy, (8) 2, 61-70.

Harada, T., Narazaki, R., Nagira, S., Ohwaki, T., Aoki, S. und Iwamoto, K. (2006). *Evaluation of the disintegration properties of commercial famotidine 20 mg orally disintegrating tablets using a simple new test and human sensory test.* Chemical and Pharmaceutical Bulletin, (54) 8, 1072-1075.

Harvey, P.W. und Everett, D.J. (2012). *Parabens detection in different zones of the human breast: Consideration of source and implications of findings.* Journal of Applied Toxicology, (32) 5, 305-309.

Hermes, M., Barnscheid, L., Garsuch, V., Schoettler, P., Dominguez-Hirschi, J. und Breitkreutz, J. (2010). *Arzneimittelversorgung von Kindern: Ergebnisse einer Studie zur praktischen*

Auswirkung der EU-Verordnung 1901/2006 "Better Medicines for Children" seit ihrem Inkrafttreten im Januar 2007. Die Pharmazeutische Industrie, (72) 8, 1334-1344.

HEXAL-Initiative Kinderarzneimittel (2012). *ZAK® - Zugelassene Arzneimittel für Kinder.* http://www.zak-kinderarzneimittel.de, zuletzt aufgerufen: 18.04.2012.

Hodzic, I. (2011). *Orodispersible Minitabletten mit dem Wirkstoff Methylenblau zur Behandlung von Kindern mit Malaria.* Diplomarbeit, Ernst-Moritz-Arndt-Universität Greifswald.

Hoffmann, E.M., Breitenbach, A. und Breitkreutz, J. (2011). *Advances in orodispersible films for drug delivery.* Expert Opinion on Drug Delivery, (8) 3, 299-316.

Hoffmann, W. und Lindinger, A. (2006). *Herz-Kreislauf-Erkrankungen.* In: Sitzmann, F.C. (Hrsg.): Duale Reihe Pädiatrie. Thieme Verlag, Stuttgart.

Horen, B., Montastruc, J.L. und Lapeyre-Mestre, M. (2002). *Adverse drug reactions and off-label drug use in paediatric outpatients.* British Journal of Clinical Pharmacology, (54) 6, 665-670.

Hsien, L., Breddemann, A., Frobel, A.K., Heusch, A., Schmidt, K.G. und Läer, S. (2008). *Off-label drug use among hospitalised children: Identifying areas with the highest need for research.* Pharmacy World and Science, (30) 5, 497-502.

International Conference on Harmonisation (ICH) (2001). *Guideline E11: Clinical investigation of medicinal products in the paediatric population.* http://www.ich.org/fileadmin/Public_Web_Site/ICH_Products/Guidelines/Efficacy/E11/Step4/E11_Guideline.pdf.

International Conference on Harmonisation (ICH) (2003). *Guideline Q1A (R2): Stability testing of new drug substances and products.* http://www.ich.org/fileadmin/Public_Web_Site/ICH_Products/Guidelines/Quality/Q1A_R2/Step4/Q1A_R2__Guideline.pdf.

Inoue, H., Ono, K., Masuda, W., Inagaki, T., Yokota, M. und Inenaga, K. (2008). *Rheological properties of human saliva and salivary mucins.* Journal of Oral Biosciences, (50) 2, 134-141.

Jenike, A.W. (1964). *Storage and flow of solids.* Bulletin of the Utah Engineering Experiment Station, (53) 26.

Johnson, M.C.R. (1973). *The influence of excipient type and drug particle size upon a small scale mixing process*. Journal of Pharmacy and Pharmacology, (25) 12 Supp., 162P-163P.

Kammerer, W. und Regel, M. (1994). *Zur Dosiergenauigkeit bei Teilbaren ACE-Hemmer-Präparaten*. Pharmazeutische Zeitung, (139) 5, 9-13.

Kavanagh, D.A., O'Mullane, D.M. und Smeeton, N. (1998). *Variation of salivary flow rate in adolescents*. Archives of Oral Biology, (43) 5, 347-352.

Kavanagh, D.A. und Svehla, G. (1998). *Variation of salivary calcium, phosphate and buffering capacity in adolescents*. Archives of Oral Biology, (43) 12, 1023-1027.

Kayitare, E., Vervaet, C., Ntawukulilyayo, J.D., Seminega, B., Bortel, V. und Remon, J.P. (2009). *Development of fixed dose combination tablets containing zidovudine and lamivudine for paediatric applications*. International Journal of Pharmaceutics, (370) 1-2, 41-46.

Kazuhiko, B., Masahide, N. und Shigehiko, Y., Toyama Sangyo Co. Ltd. (2007). Patent: WO 2007086470A1.

Kieser, J., Bolter, C., Raniga, N., Waddell, J.N., Swain, M. und Farland, G. (2011). *Tongue-Palate Interactions During Swallowing*. Journal of Texture Studies, (42) 2, 95-102.

Kleinebudde, P. (1997). *Pharmazeutische Pellets durch Extrudieren/Sphäronisieren - Herstellung, Eigenschaften, Modifizierung*. Habilitationsschrift, Christian-Albrechts-Universität zu Kiel.

Klingberg, G., Lingström, P., Óskarsdóttir, S., Friman, V., Bohman, E. und Carlén, A. (2007). *Caries-related saliva properties in individuals with 22q11 deletion syndrome*. Oral Surgery, Oral Medicine, Oral Pathology, Oral Radiology and Endodontology, (103) 4, 497-504.

Konaka, K., Kondo, J., Hirota, N., Tamine, K., Hori, K., Ono, T., Maeda, Y., Sakoda, S. und Naritomi, H. (2010). *Relationship between tongue pressure and dysphagia in stroke patients*. European Neurology, (64) 2, 101-107.

Lagerlöf, F. und Dawes, C. (1984). *The volume of saliva in the mouth before and after swallowing*. Journal of Dental Research, (63) 5, 618-621.

Lennartz, P. und Mielck, J.B. (1998). *Minitabletting: Improving the compactability of paracetamol powder mixtures*. International Journal of Pharmaceutics, (173) 1-2, 75-85.

Leversha, A.M., Wilson, N.J., Clarkson, P.M., Calder, A.L., Ramage, M.C. und Neutz, J.M. (1994). *Efficacy and dosage of enalapril in congenital and acquired heart disease*. Archives of Disease in Childhood, (70) 1, 35-39.

Lima, D.M., dos Santos, L.D. und Lima, E.M. (2008). *Stability and in vitro release profile of enalapril maleate from different commercially available tablets: Possible therapeutic implications*. Journal of Pharmaceutical and Biomedical Analysis, (47) 4-5, 934-937.

Lindell-Osuagwu, L., Korhonen, M.J., Saano, S., Helin-Tanninen, M., Naaranlahti, T. und Kokki, H. (2009). *Off-label and unlicensed drug prescribing in three paediatric wards in Finland and review of the international literature*. Journal of Clinical Pharmacy and Therapeutics, (34) 3, 277-287.

Lloyd, T.R., Mahoney, L.T., Knoedel, D., Marvin Jr, W.J., Robillard, J.E. und Lauer, R.M. (1989). *Orally administered enalapril for infants with congestive heart failure: A dose-finding study*. Journal of Pediatrics, (114) 4 I, 650-654.

M.S.D. Sharp & Dohme. Fachinformation: *Xanef® Cor*. Stand: November 2010.

Magnusson, B. (1968). *The pH of the saliva during the first year of life*. Odontologisk tidskrift, (76) 3, 273-278.

Margiocco, M.L., Warren, J., Borgarelli, M. und Kukanich, B. (2009). *Analysis of weight uniformity, content uniformity and 30-day stability in halves and quarters of routinely prescribed cardiovascular medications*. Journal of Veterinary Cardiology, (11) 1, 31-39.

Martins, C., Siqueira, W.L. und Guimarães Primo, L.S.S. (2008). *Oral and salivary flow characteristics of a group of Brazilian children and adolescents with chronic renal failure*. Pediatric Nephrology, (23) 4, 619-624.

Mason, J., Pirmohamed, M. und Nunn, T. (2011). *Off-label and unlicensed medicine use and adverse drug reactions in children: a narrative review of the literature*. European Journal of Clinical Pharmacology, (68), 21-28.

Matsui, D. (2007). *Assessing the palatability of medications in children*. Paediatric and Perinatal Drug Therapy, (8) 2, 55-60.

Medizinische Medien Informations GmbH (2012). *Gelbe Liste Pharmindex*. www.gelbe-liste.de, zuletzt aufgerufen: 18.04.2012.

Meyers, R.S. und Siu, A. (2011). *Pharmacotherapy Review of Chronic Pediatric Hypertension.* Clinical Therapeutics, (33) 10, 1331-1356.

Mibe GmbH. Fachinformation: *Dociton*®. Stand: Juni 2011.

Mulla, H., Hussain, N., Tanna, S., Lawson, G., Manktelow, B.N., Tuleu, C., Samani, N.J. und Pandya, H.C. (2011). *Assessment of liquid captopril formulations used in children.* Archives of Disease in Childhood, (96) 3, 293-296.

Munday, D.L. und Fassihi, A.R. (1989). *Controlled release delivery: Effect of coating composition on release characteristics of mini-tablets.* International Journal of Pharmaceutics, (52) 2, 109-114.

Nahata, M.C. und Allen Jr, L.V. (2008). *Extemporaneous drug formulations.* Clinical Therapeutics, (30) 11, 2112-2119.

Nahata, M.C., Morosco, R.S. und Hipple, T.F. (1998). *Stability of enalapril maleate in three extemporaneously prepared oral liquids.* American Journal of Health-System Pharmacy, (55) 11, 1155-1157.

Narazaki, R., Harada, T., Takami, N., Kato, Y. und Ohwaki, T. (2004). *A new method for disintegration studies of rapid disintegrating tablet.* Chemical and Pharmaceutical Bulletin, (52) 6, 704-707.

Nunn, T. und Williams, J. (2005). *Formulation of medicines for children.* British Journal of Clinical Pharmacology, (59) 6, 674-676.

Olsson, J., Kimland, E., Pettersson, S. und Odlind, V. (2011). *Paediatric drug use with focus on off-label prescriptions in Swedish outpatient care - A nationwide study.* Acta Paediatrica, International Journal of Paediatrics, (100) 9, 1272-1275.

Park, J.H., Holman, K.M., Bish, G.A., Krieger, D.G., Ramlose, D.S., Herman, C.J. und Wu, S.H. (2008). *An alternative to the USP disintegration test for orally disintegrating tablets.* Pharmaceutical Technology, (32) 8, 54-58.

Pasquali, S.K., Hall, M., Slonim, A.D., Jenkins, K.J., Marino, B.S., Cohen, M.S. und Shah, S.S. (2008). *Off-label use of cardiovascular medications in children hospitalized with congenital and acquired heart disease.* Circulation. Cardiovascular quality and outcomes, (1) 2, 74-83.

Passos, I.A., Sampaio, F.C., Martínez, C.R. und De Morais Freitas, C.H.S. (2010). *Sucrose concentration and pH in liquid oral pediatric medicines of long-term use for children.* Revista Panamericana de Salud Publica/Pan American Journal of Public Health, (27) 2, 132-137.

Pawar, S. und Kumar, A. (2002). *Issues in the formulation of drugs for oral use in children: Role of excipients.* Pediatric Drugs, (4) 6, 371-379.

Pharmacopoea Europaea (2012). *Monographien aus dem Europäischen Arzneibuch 7.4.* European Directorate for the Quality of Medicines and Health Care (EDQM), Straßburg.

Pich, C.H. und Moest, T., BASF AG (1989). *Gastro-resistant cylindrical pancreatine-microtablets.* Patent: EP0166315A2

Poole, K.R., Taylor, R.F. und Wall, G.P. (1964). *Mixing powders to fone scale homogenity: studies of batch mixing.* Transactions of the Institution of Chemical Engineers, (42), T305-T315.

Potter, N.L. und Short, R. (2009). *Maximal tongue strength in typically developing children and adolescents.* Dysphagia, (24) 4, 391-397.

Quinzler, R., Gasse, C., Schneider, A., Kaufmann-Kolle, P., Szecsenyi, J. und Haefeli, W.E. (2006). *The frequency of inappropriate tablet splitting in primary care.* European Journal of Clinical Pharmacology, (62) 12, 1065-1073.

Quinzler, R. und Haefeli, W.E. (2006). *Tabletten teilen.* Therapeutische Umschau, (63) 6, 441-447.

Rezende, R.L.O., Santoro, M.I.R.M. und Matos, J.R. (2008). *Stability and compatibility study on enalapril maleate using thermoanalytical techniques.* Journal of Thermal Analysis and Calorimetry, (93) 3, 881-886.

Rippley, R.K., Connor, J., Boyle, J., Bradstreet, T.E., Hand, E., Lo, M.W. und Murphy, M.G. (2000). *Pharmacokinetic assessment of an oral enalapril suspension for use in children.* Biopharmaceutics and Drug Disposition, (21) 9, 339-344.

Rote Liste® Service GmbH (2012). *Rote Liste®.* www.rote-liste.de, zuletzt aufgerufen: 18.04.2012.

Rotteveel, L.J.C., Jongerius, P.H., Van Limbeek, J. und Van Den Hoogen, F.J.A. (2004). *Salivation in healthy schoolchildren.* International Journal of Pediatric Otorhinolaryngology, (68) 6, 767-774.

Saini, S.D., Schoenfeld, P., Kaulback, K. und Dubinsky, M.C. (2009). *Effect of medication dosing frequency on adherence in chronic diseases.* The American journal of managed care, (15) 6, e22-33.

Sánchez, G.A. und Fernandez De Preliasco, M.V. (2003). *Salivary pH changes during soft drinks consumption in children.* International Journal of Paediatric Dentistry, (13) 4, 251-257.

Santoveña, A., Hernández-Paiz, Z. und Fariña, J.B. (2012). *Design of a pediatric oral formulation with a low proportion of hydrochlorothiazide.* International Journal of Pharmaceutics, (423) 2, 360-364.

Saxena, A., Juneja, R. und Ramakrishnan, S. (2009). *Drug therapy of cardiac diseases in children.* Indian Pediatrics, (46) 4, 310-338.

Schirm, E., Tobi, H. und De Jong-Van den Berg, L.T.W. (2003). *Risk factors for unlicensed and off-label drug use in children outside the hospital.* Pediatrics, (111) 2, 291-295.

Schlatter, J. (1997). *Stability of enalapril solutions prepared from tablets in sterile water.* Australian Journal of Hospital Pharmacy, (27) 5, 395-397.

Seguchi, M., Nakazawa, M. und Momma, K. (1992). *Effect of enalapril on infants and children with congestive heart failure.* Cardiology in the Young, (2), 14-19.

Shirkey, H.C. (1968). *Editorial comment: Therapeutic Orphans.* Journal of Pediatrics, (72), 119-120.

Siqueira, W.L., Bermejo, P.R., Mustacchi, Z. und Nicolau, J. (2005). *Buffer capacity, pH, and flow rate in saliva of children aged 2-60 months with Down syndrome.* Clinical Oral Investigations, (9) 1, 26-29.

Siqueira, W.L. und Nicolau, J. (2002). *Stimulated whole saliva components in children with Down syndrome.* Special Care in Dentistry, (22) 6, 226-230.

Sosnowska, K., Winnicka, K. und Czajkowska-Kośnik, A. (2009). *Stability of extemporaneous enalapril maleate suspensions for pediatric use prepared from commercially available tablets.* Acta Poloniae Pharmaceutica - Drug Research, (66) 3, 321-326.

Spomer, N., Klingmann, V., Stoltenberg, I., Lerch, C., Meissner, T. und Breitkreutz, J. (2011). *Acceptance of uncoated mini-tablets in young children: results from a prospective exploratory cross-over study.* Archives of Disease in Childhood, (97) 3, 283-286.

Stange, K. (1953). *Über die Gesetze der Kornverteilung bei Zerkleinerungsvorgängen.* Ingenieur-Archiv, (21) 5-6, 368-380.

Stoltenberg, I. (2012). *Orodispersible Minitabletten – Entwicklung und Charakterisierung einer neuen festen Darreichungsform für die Pädiatrie.* Dissertation, Heinrich-Heine-Universität Düsseldorf.

Stoltenberg, I. und Breitkreutz, J. (2011). *Orally disintegrating mini-tablets (ODMTs) - A novel solid oral dosage form for paediatric use.* European Journal of Pharmaceutics and Biopharmaceutics, (78) 3, 462-469.

Sucker, H. (1982). *Test methods for granulates.* Die Pharmazeutische Industrie, (44), 312-316.

t'Jong, G.W., Eland, I.A., Sturkenboom, M.C.J.M., van den Anker, J.N. und Stricker, B.H.C. (2004). *Unlicensed and off-label prescription of respiratory drugs to children.* European Respiratory Journal, (23) 2, 310-313.

Teixeira de Barros, C.M. und Almeida, A. (2008). *Extemporaneous formulations of oral paediatric medicines in Portuguese hospitals.* European Journal of Hospital Pharmacy Practice, (14) 3, 26-32.

Tissen, C., Woertz, K., Breitkreutz, J. und Kleinebudde, P. (2011). *Development of mini-tablets with 1 mm and 2 mm diameter.* International Journal of Pharmaceutics, (416) 1, 164-170.

Turner, S., Longworth, A., Nunn, A.J. und Choonara, I. (1998). *Unlicensed and off label drug use in paediatric wards: Prospective study.* British Medical Journal, (316) 7128, 343-345.

United States Pharmacopeia Convention (USP) (2010). *USP 33.*

Van Santen, E., Barends, D.M. und Frijlink, H.W. (2002). *Breaking of scored tablets: A review.* European Journal of Pharmaceutics and Biopharmaceutics, (53) 2, 139-145.

van Vark, L.C., Bertrand, M., Akkerhuis, K.M., Brugts, J.J., Fox, K., Mourad, J.-J. und Boersma, E. (2012). *Angiotensin-converting enzyme inhibitors reduce mortality in hypertension: a meta-analysis of randomized clinical trials of renin–angiotensin–aldosterone system inhibitors involving 158 998 patients*. European Heart Journal, (doi:10.1093/eurheartj/ehs075).

Venables, H.J. und Wells, J.I. (2001). *Powder mixing*. Drug Development and Industrial Pharmacy, (27) 7, 599-612.

Verrue, C., Mehuys, E., Boussery, K., Remon, J. und Petrovic, M. (2011). *Tablet-splitting: A common yet not so innocent practice*. Journal of Advanced Nursing, (67) 1, 26-32.

ViroPharma. Fachinformation: *Buccolam®*. Stand: September 2011.

Vo, T.T.B., Yoo, Y.M., Choi, K.C. und Jeung, E.B. (2010). *Potential estrogenic effect(s) of parabens at the prepubertal stage of a postnatal female rat model*. Reproductive Toxicology, (29) 3, 306-316.

Walsh, J., Bickmann, D., Breitkreutz, J. und Chariot-Goulet, M. (2011). *Delivery devices for the administration of paediatric formulations: Overview of current practice, challenges and recent developments*. International Journal of Pharmaceutics, (415) 1-2, 221-231.

Watanabe, S. und Dawes, C. (1990). *Salivary flow rates and salivary film thickness in five-year-old children*. Journal of Dental Research, (69) 5, 1150-1153.

Watanabe, S., Ohnishi, M., Imai, K., Kawano, E. und Igarashi, S. (1995). *Estimation of the total saliva volume produced per day in five-year-old children*. Archives of Oral Biology, (40) 8, 781-782.

Waterman, H.A., Blom, C., Holterman, H.J., s-Gravenmade, E.J. und Mellema, J. (1988). *Rheological properties of human saliva*. Archives of Oral Biology, (33) 8, 589-596.

Wells, T., Frame, V., Soffer, B., Shaw, W., Zhang, Z., Herrera, P. und Shahinfar, S. (2002). *A double-blind, placebo-controlled, dose-response study of the effectiveness and safety of enalapril for children with hypertension*. Journal of Clinical Pharmacology, (42) 8, 870-880.

Wells, T., Rippley, R., Hogg, R., Sakarcan, A., Blowey, D., Walson, P., Vogt, B., Delucchi, A., Lo, M.W., Hand, E., Panebianco, D., Shaw, W. und Shahinfar, S. (2001). *The pharmacokinetics of enalapril in children and infants with hypertension*. Journal of Clinical Pharmacology, (41) 10, 1064-1074.

Wening, K. (2011). *Entwicklung eines Dosiersystems für die individuelle Therapie mit neuen festen oralen Arzneiträgern.* Dissertation, Heinrich-Heine-Universität Düsseldorf.

Wening, K. und Breitkreutz, J. (2010). *Novel delivery device for monolithical solid oral dosage forms for personalized medicine.* International Journal of Pharmaceutics, (395) 1-2, 174-181.

Wening, K. und Breitkreutz, J. (2011). *Oral drug delivery in personalized medicine: Unmet needs and novel approaches.* International Journal of Pharmaceutics, (404) 1-2, 1-9.

World Health Organization (WHO) (2008). *Report of the Informal Expert Meeting on Dosage Forms of Medicines for Children.*
http://www.who.int/childmedicines/progress/Dosage_form_reportDEC2008.pdf.

World Health Organization (WHO) (2011). *Model List of Essential Medicines for Children.* http://whqlibdoc.who.int/hq/2011/a95054_eng.pdf.

Wu, K.P., Ke, J.Y., Chung, C.Y., Chen, C.L., Hwang, T.L., Chou, M.Y., Wong, A.M.K., Hu, C.F. und Lee, Y.C. (2008). *Relationship between unstimulated salivary flow rate and saliva composition of healthy children in Taiwan.* Chang Gung Medical Journal, (31) 3, 281-286.

Yalkowsky, S.H. und Bolton, S. (1990). *Particle size and content uniformity.* Pharmaceutical Research, (7) 9, 962-966.

Yarat, A., Akyüz, S., Koç, L., Erdem, H. und Emekli, N. (1999). *Salivary sialic acid, protein, salivary flow rate, pH, buffering capacity and caries indices in subjects with Down's syndrome.* Journal of Dentistry, (27) 2, 115-118.

Yin, H.S., Wolf, M.S., Dreyer, B.P., Sanders, L.M. und Parker, R.M. (2010). *Evaluation of Consistency in Dosing Directions and Measuring Devices for Pediatric Nonprescription Liquid Medications.* The Journal of the American Medical Association, (304) 23, E1-E8.

Zhang, Y. und Johnson, K.C. (1997). *Effect of drug particle size on content uniformity of low-dose solid dosage forms.* International Journal of Pharmaceutics, (154) 2, 179-183.

Zoppi, A., Garnero, C., Linck, Y.G., Chattah, A.K., Monti, G.A. und Longhi, M.R. (2011). *Enalapril:β-CD complex: Stability enhancement in solid state.* Carbohydrate Polymers, (86) 2, 716-721.

8. Danksagung

Meinem Doktorvater Prof. Dr. Jörg Breitkreutz danke ich ganz herzlich für die Aufnahme in seinen Arbeitskreis, die Überlassung des interessanten und aktuellen Forschungsthemas und die hervorragende Betreuung. Sein Vertrauen in meine Arbeit, die immerwährende fachliche Unterstützung und Diskussionsbereitschaft und nicht zuletzt die Möglichkeit der Teilnahme an zahlreichen Kongressen und Fortbildungen werden mich die Promotionszeit in bester Erinnerung behalten lassen.

Herr Prof. Dr. Peter Kleinebudde stand mir als Zweitbetreuer jederzeit mit seinem Rat und hilfreichen Anregungen zur Seite. Hierfür, und für die Übernahme des Koreferats möchte ich mich herzlich bedanken.

Mein weiterer Dank gilt Frau Dr. Jessica Dominguez-Hirschi und der HEXAL-Foundation gGmbH für die Initiierung und finanzielle Unterstützung dieses Forschungsprojekts.

Für ihre stete Hilfsbereitschaft danke ich Dr. Klaus Knop und Dr. Miriam Pein. Bei Dr. Markus Thommes möchte ich mich darüber hinaus für seinen furchtlosen Einsatz an der Tablettenpresse bedanken.

Frau Annemarie Schmitz danke ich für die Unterstützung bei der Entwicklung der HPLC-Methode.

Ebenfalls danke ich Stefan Stich, dem Team der Feinmechanik unter Leitung von Gerd Büttgenbach sowie Dimitri Iwaschko für die Anfertigung technischer Zeichnungen, der Zerfallstestapparatur und des Messgeräts.

Herrn Prof. Klaus Langer und Frau Anke Ostmann von der Universität Münster danke ich für die Möglichkeit der Dampfdruckosmometer-Messungen.

Für ihre engagierte und gute Mitarbeit im Rahmen des Wahlpflichtpraktikums danke ich Jens Hartmann und Barbara Hoffmann.

Für die Bereitschaft zur Speichelspende und Zungenkraftmessung sei allen beteiligten Institutsmitarbeitern an dieser Stelle nochmals herzlich gedankt.

Bei allen Kollegen möchte ich mich für die schöne gemeinsame Zeit am Institut und auf Reisen bedanken. Eure Unterstützung, Anregungen und Kritik haben großen Anteil am Gelingen dieser Arbeit. Mein besonderer Dank gilt meinen Bürokollegen Markus Wirges und Carl Moritz Wagner für die fachlichen und manchmal auch weniger fachlichen Gespräche sowie die

Unterstützung bei der Walzenkompaktierung, Antje Below für das Gegenlesen großer Teile dieser Arbeit, Eva Hoffmann, Carolin Eckert und Julia Laukamp für die NIR-CI Untersuchungen und Dr. Ines Stoltenberg für das Überlassen wirkstofffreier und HCT-haltiger ODMTs.

Für ihre Geduld, ihr Verständnis und ihre ständige Unterstützung in den vergangenen Jahren danke ich Wencke von ganzem Herzen.

Schließlich möchte ich meinem Vater und in Gedenken ganz besonders meiner Mutter danken, die mich immer uneingeschränkt unterstützt haben.